肺気腫と慢性気管支炎の総称「ＣＯＰＤ」は、

肺構造破壊病

VS

健康カラオケ

目次

検査機器がたいへん進歩している……240

第1章

健康カラオケで、
患者さんがどんどん元気になっていく

患者さんが、お礼にとカラオケを教えてくれた

私たちのクリニックで、「健康カラオケ療法」を行うことになったきっかけは、患者さんでした。かなりの規模のカラオケ教室を開いておられた演歌の先生が、昭和六三年に、駅ビル医院「せんげん台」に来院されたのです。そのころは、まだいまのようにカラオケはポピュラーではなく、私は三〇歳代の半ばでした。

私は、昭和五三年に昭和大学医学部を卒業し、昭和大学藤が丘病院にレジデント（臨床研修医）として勤務した後、昭和大学藤が丘病院呼吸器内科教室の助手になり

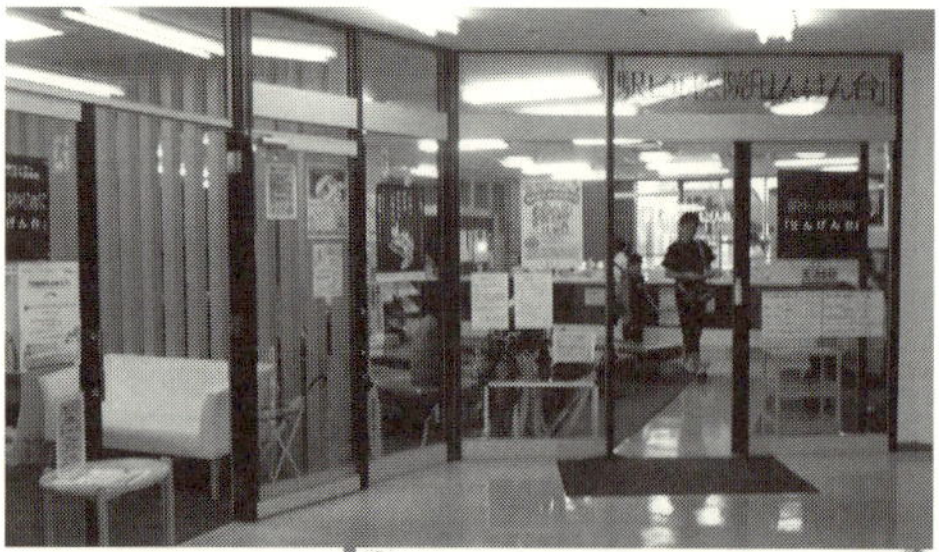

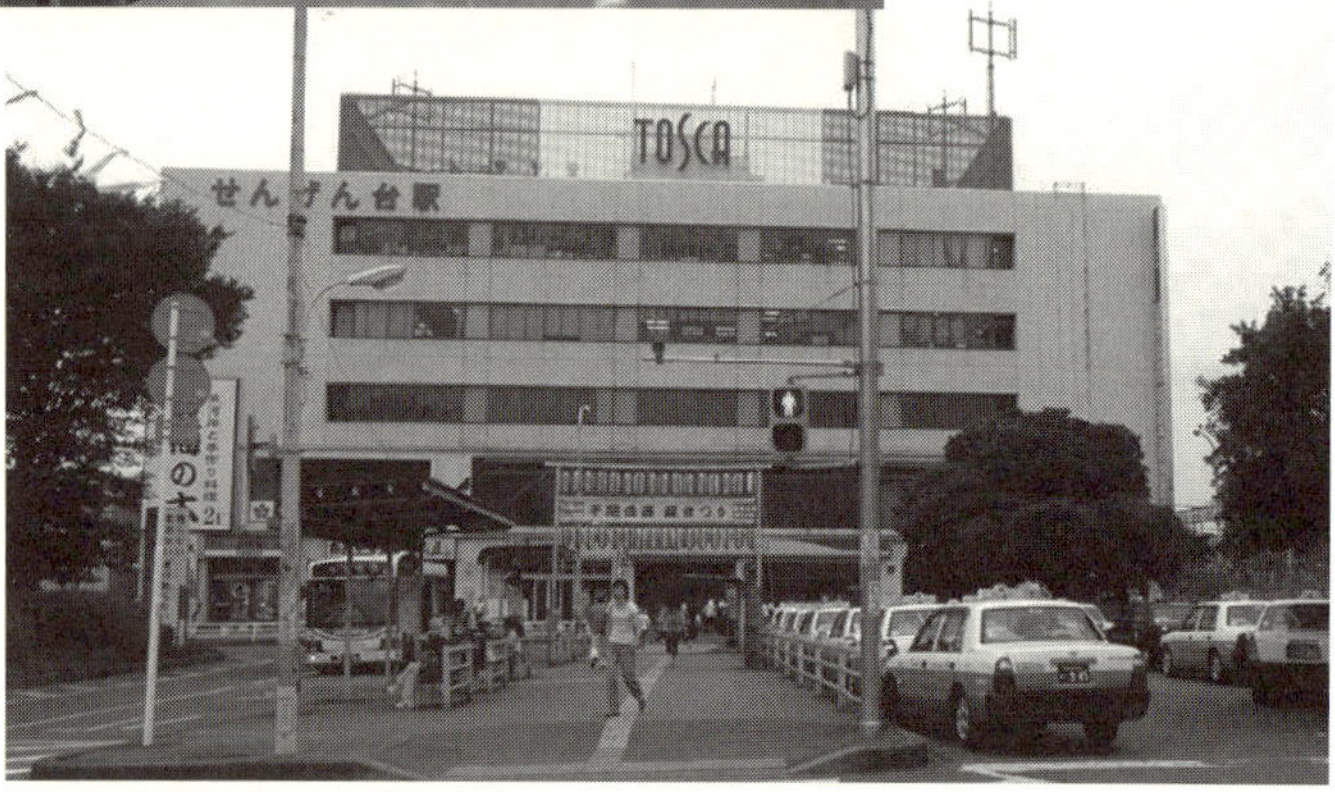

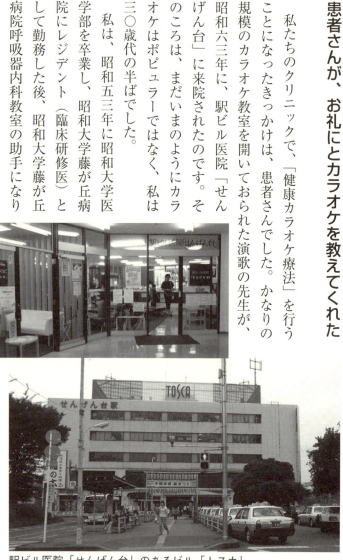

駅ビル医院「せんげん台」のあるビル「トスカ」

ました。札幌医大、国立がんセンター・大塚の癌研究会病院に国内留学をしたり、研修を受けたりしたのは、この時期でした。

大学に残って研究者になる道もあったのですが、それよりもしだいに自分なりの医療を実現したいという思いが強くなり、昭和六一年二月に昭和大学を辞し、三月十日にクリニックを開院しました。そのクリニックが、駅ビル医院「せんげん台」でした。東武伊勢崎線のせんげん台駅の真上に建てられた駅ビル「トスカ」のなかに開院したので、この名前にしたのです。駅ビル医院「せんげん台」は、「トスカ」の五階（三〇〇坪）を借り切って、いまも医療活動を続けていますが、開院した当初は四階の一画にあり、三六坪ほどでした。

駅ビル医院「せんげん台」を開院したのは、昭和

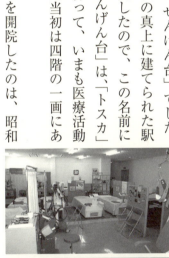

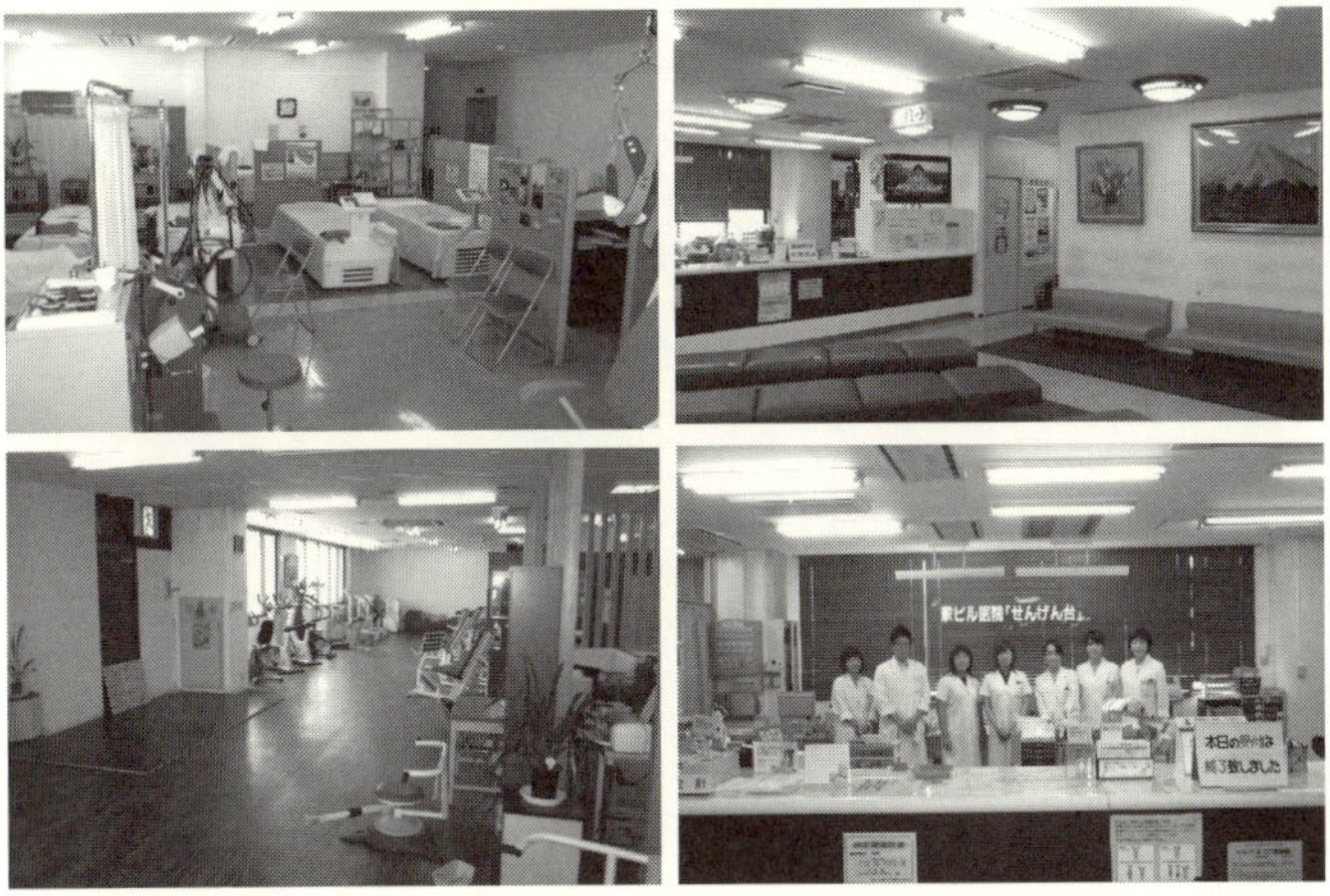

駅ビル医院「せんげん台」

大学藤が丘病院呼吸器内科教室を辞した昭和六一年二月の翌月なので、演歌の佐々木洋三先生が来院されたのは、開院して二年目のことになります。

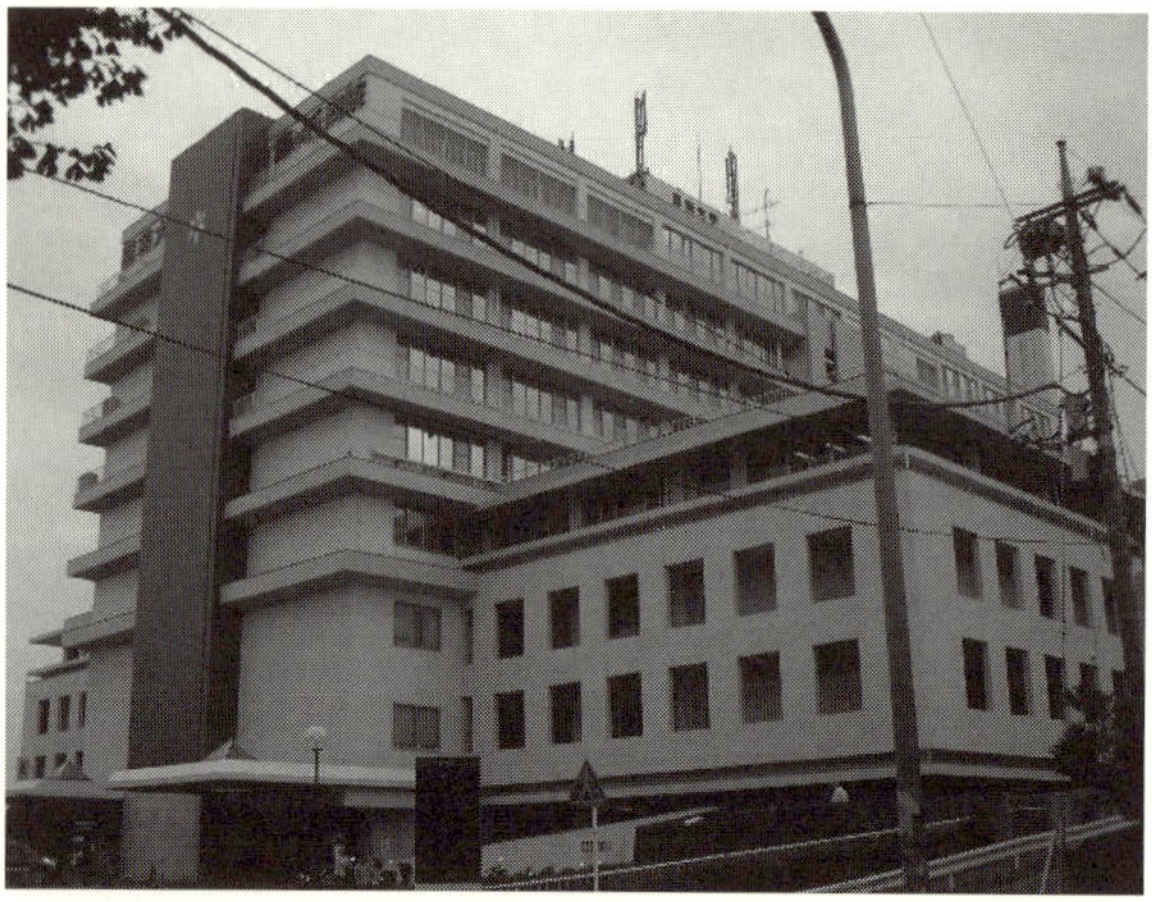

昭和大学藤が丘病院（上の写真）

佐々木先生を連れて来られたのは奥様でした。もともとは奥様が私の患者さんで、そのときにはご主人の佐々木先生が付き添いで来院しておられました。それが、佐々木先生のほうが、お酒の飲みすぎで具合が悪くなったとのことで、奥様のすすめで来院されたのでした。

佐々木先生は、コロンビア所属の演歌の歌手でしたが、のちに歌手を育てるほうに転じられ、来院されたころには、おもにレッスンプロをしておられました。

さっそく血液検査と全身エコー検査（全身に超音波をあてて、内臓の変化をみる）をしました。そうして数日後、血流検査の結果から活動型C型肝炎があり腫瘍マーカーも高めであることが分かりました。そのうえ全身エコー検査で肝臓内に小さな癌腫が出現していることも発見できたので、すぐに国立がんセンターをご紹介し、手術していただきました。

その早期に発見された肝臓内の小さな癌腫は、外科手術によって根治されるというのが、このときの私の診断でした。佐々木先生も奥様も、できれば手術は避けたいと思っておられたようですが、ごく早い時期に発見された肝臓内の癌腫ならば、手術によって根治されるとご説明をし、手術を受けていただきました。

その結果、肝臓内の癌腫は完治したのですが、その後も引き続き私のところで診ることになり、四年をすぎたころ、とても真剣な表情で、次のように言われました。

「危なかったところを助けていただき、完全ではないものの、ほぼ健康を取り戻すことができました。そこで、周東先生にご恩返しをしたくて、いろいろ考えて、カラオケで歌をお教えすることだと気づきました。私はカラオケが大好きで、人よりも多少はマシなのはカラオケで唄うことと、教えることです。先日私たちも参加した先生の患者さんとの『ふれあいバス旅行』のなかで、先生もカラオケというのは、とても身近で健康にいいと言われました。周東先生、私のカラオケの生徒になりませんか」

私は、もともとクラッシックからポップスまで、音楽は大好きだったので、ためらう余地はありません。「お願いします」と、その場で返事をしました。

そうして、四カ月に一度、二、三時間ほど、カラオケを習う生活がスタートすることになりました。

最初は得意な数曲の改善すべきところを仕上げていった

カラオケで歌を習うことは楽しく、約束の二、三時間など、いつもあっというまでした。「あの歌も唄いたい。この歌も唄いたい」と、気持ちはどんどん先に進むのですが、佐々木先生は慎重でした。まずは、それまでに私が得意としていた歌をよく聞いたうえで、それぞれの曲の芯となるポイント、詞の内容を踏まえての表現力の高め方など、一つ一つ丁寧に細かくアドバイスをしてくださいました。

それまでは、プロの歌手の方が唄われた唄い方を手本にしていましたが、佐々木先生に教わることにより、歌詞のどこをどのように強調し、そのことによって他の部分をどのように唄うかなどを自分なりに工夫するようになり、自分の歌として「創唱」するということもできるようになりました。

佐々木先生は、プロの歌手にするためのレッスンプロですから、私にも最初から「プロとして、教えていくぞ」といわれました。そのとき、私は心の中で「私は医師を本業としています」とつぶやいて、ひそかに抵抗していました。しかし、しだいに上手に唄う楽しさが増してきて、「ひそかな抵抗」を上まわりました。それに加えて、佐々木先生にご指導をいただいて、私のＣＤを出すことができたうえに、親しくしていただいている第一興商のカラオケ店「ＤＡＭ」に、そのＣＤをはじめ私の曲を何曲か入れてもらうことができました。

そうして、人々を毎年の「健康まつり」のステージに導いて（二〇一七年には明治座にも）、一緒に踊り歌うことができるようになりました。プロになったような気分にもなりました。

そのようなこともあって、私のカラオケのレッスンは続き、カラオケで唄える歌のレパートリーはどんどん増えていきました。私はそれらを、十八番（おはこ）の一、十八番（おはこ）の二、十八番（おはこ）の三と呼びました。十八番（おはこ）は、いくつあってもいいということで、十八番（おはこ）の一、二というように番号を振ったのです。

そうして、一方ではカラオケを楽しんでいましたが、それと同時にカラオケを「唄う芸術」として追求したり、「演歌の心」を深めたりということもしていたような気がします。

カラオケで歌を唄うことは、とてもよい気分転換になるので、練習のある日は、朝から気持ちがウキウキしてきます。「独特の声質に恵まれていますね」「なかなかスジがいいし、のびもある」「歌のカンもなかなかのものですよ」などと、佐々木先生はことあるごとに褒めてくれるので、「ウキウキを通り越して、有頂天じゃないの」などと、家族のものにいわれたこともありました。

佐々木先生はその当時はとてもお元気で、私が書いた詞や曲の補正をしてくださったり、スタジオでの本格的なレコーディングに、夜遅くまでお付き合いくださったりしました。それに、「青春!! 元気はつらつ百歳まで! 健康まつり『健康カラオケ』大会」の開催に、三度もご尽力いただきました。

私のクリニックには、最高級BOSEスピーカ設置のカラオケ教室も

平成一五（二〇〇三）年に、駅ビル医院「せんげん台」とは別に、埼玉県越谷市七左町に、いくつもの最先端医療検査機器を備えた「南越谷健身会クリニック」を開院しました。「南越谷健身会クリニック」も東武伊勢崎線沿線にあり、最寄りの駅は急行だと新越谷で

す。駅の並びは、「草加―新越谷―越谷―せんげん台」となっています。

　東武伊勢崎線の新越谷駅は、ＪＲ武蔵野線の南越谷駅に隣接していて、「南越谷健身会クリニック」は、両駅から徒歩約一二分のところにあります。東武伊勢崎線の新越谷駅と蒲生駅からは、二〇分間隔で無料のシャトルバスを出していますので、来院のときにはご利用ください。

「南越谷健身会クリニック」は、三階建ての独立した建物で、その三階にはメディカルフィットネス、岩盤温浴、メディカルチェック（定期検診）、リハビリダンス、気功、太極拳、ヨガ、ボール体操、吹き矢などととも

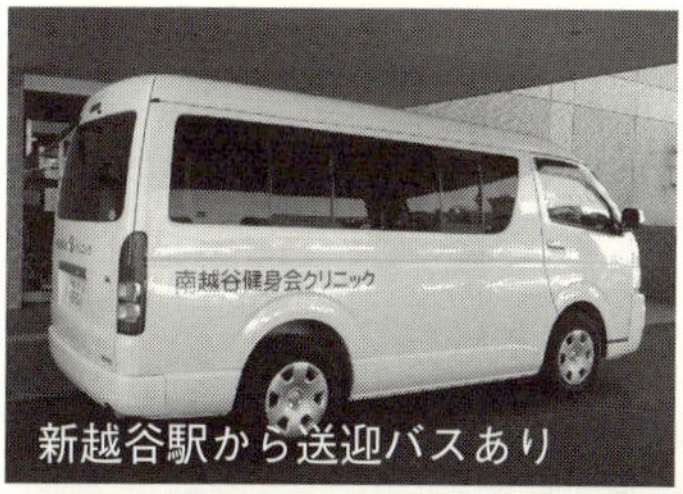

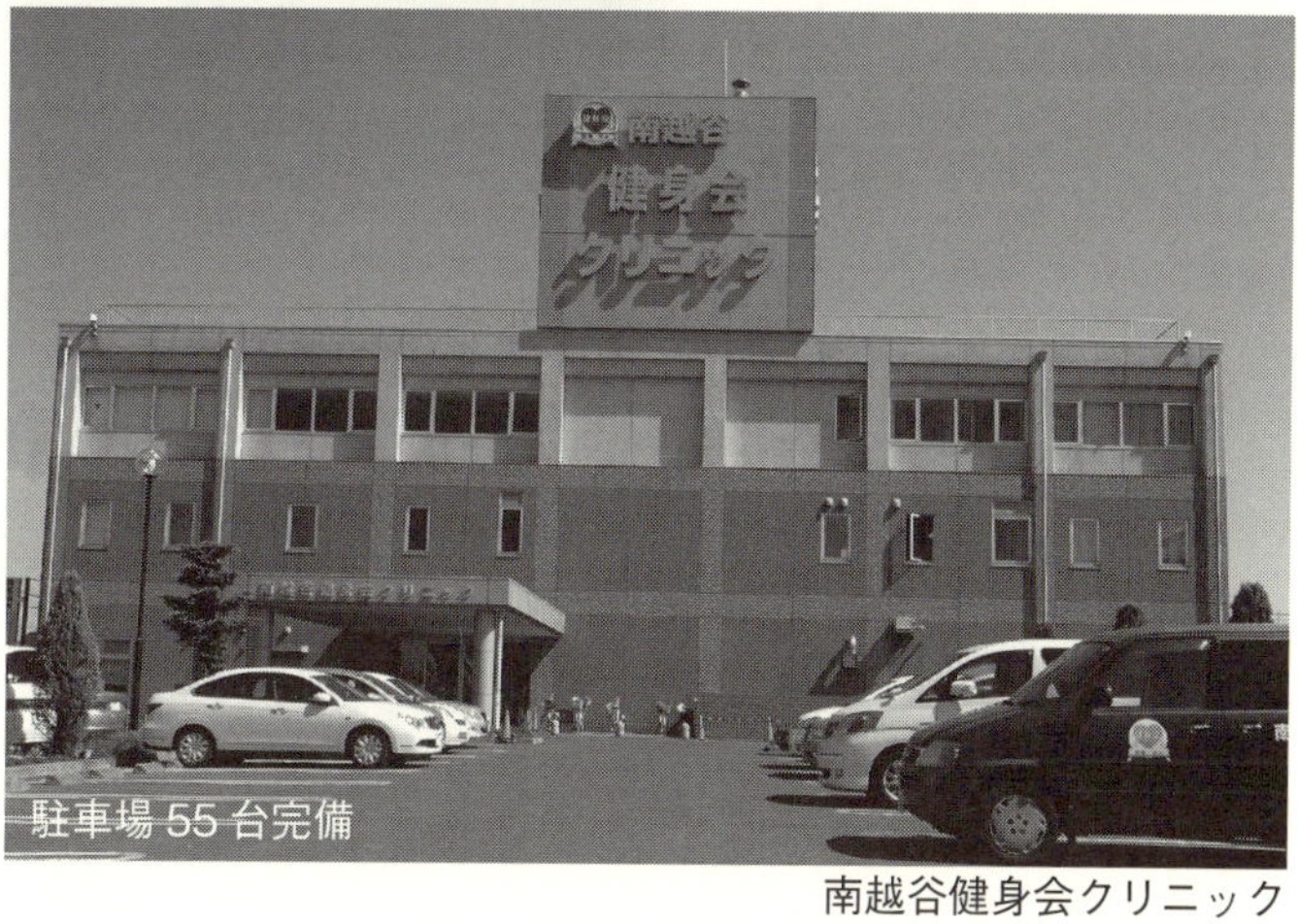

南越谷健身会クリニック

に、脳のリハビリを目的とするカラオケスタジオがあり、「健康ひろばメディカルヘルス倶楽部」になっています。

カラオケを楽しめるスペースには、最高級のBOSEスピーカが設置され、街のカラオケ店に負けない音を楽しめます。そのスピーカに負けない、最高級の歌を唄おうと、週に四回、カラオケ教室を開いています。

そればかりではありません。私自身、♪ハァー　今日も唄おう　健康音頭と、三枚目のCD「健康音頭」を出し、二〇〇七年春には四枚目のCD「おへソの回りは何センチ」（ドクターヒロシ&ナースヨシコとジュンカンA）を

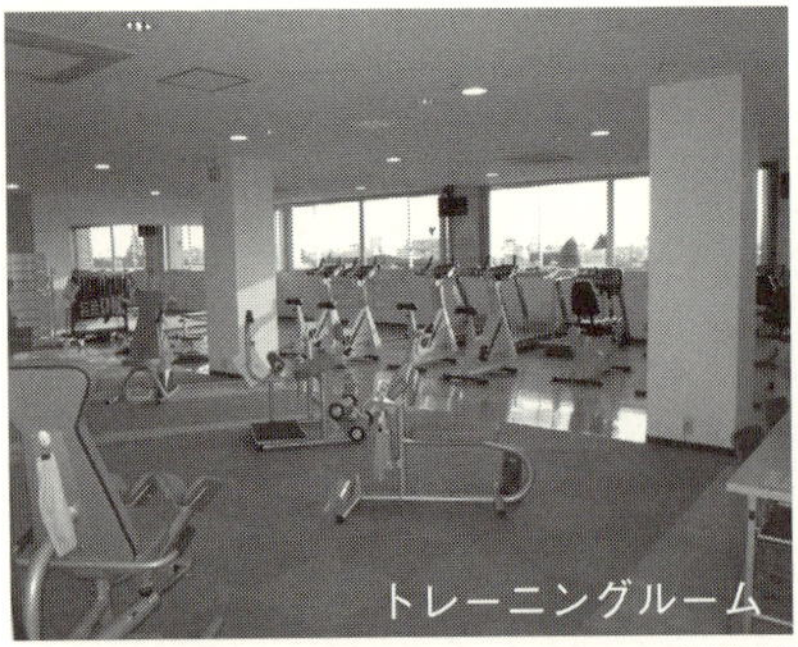
トレーニングルーム

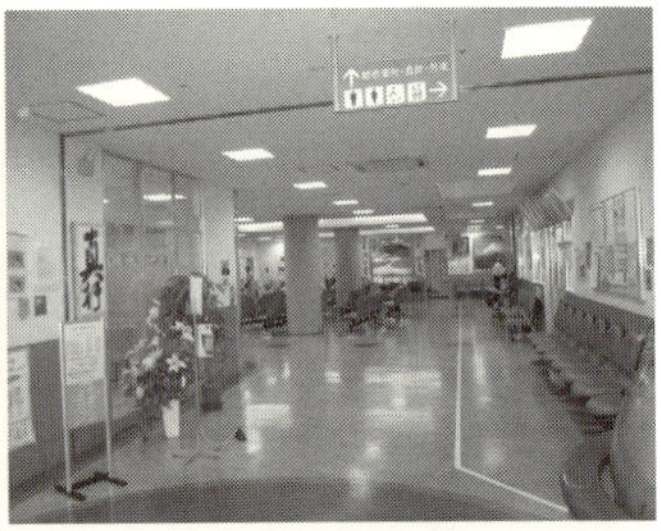

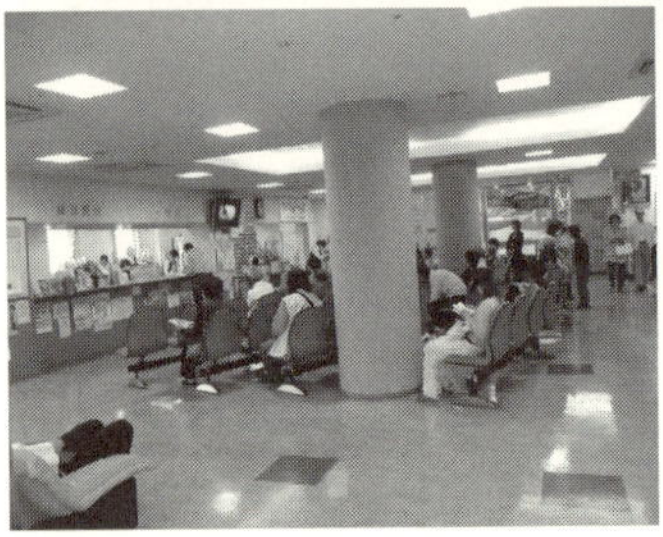

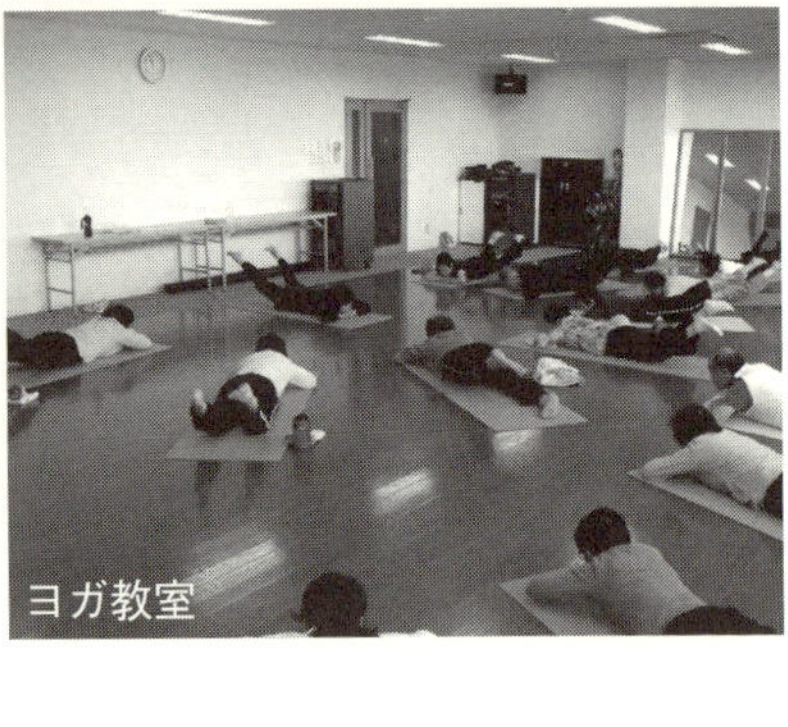
ヨガ教室

出し、歌手の仲間入りをしました。ちなみに私の最初のCDは、私が作詞した「社長のお願いを守ってね」、二枚目のCDは私が作詞作曲した「親子家族だから」です。

「おへソの回りは何センチ」は市販されました。私の提案で内容をメタボの曲とし、その当時、作詞家になられたばかりの私の患者さんの倉石孝先生とともに作詞しました。といっても、この二枚のCDは、いずれも健康にとっても関係の深いもので、健康カラオケ音楽療法が主であり、歌手デビューは従です。

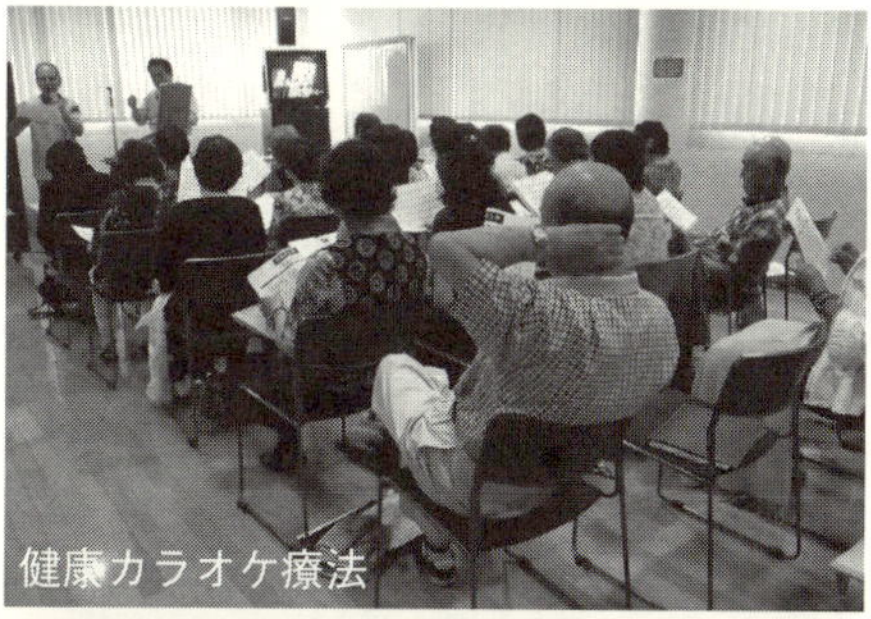
健康カラオケ療法

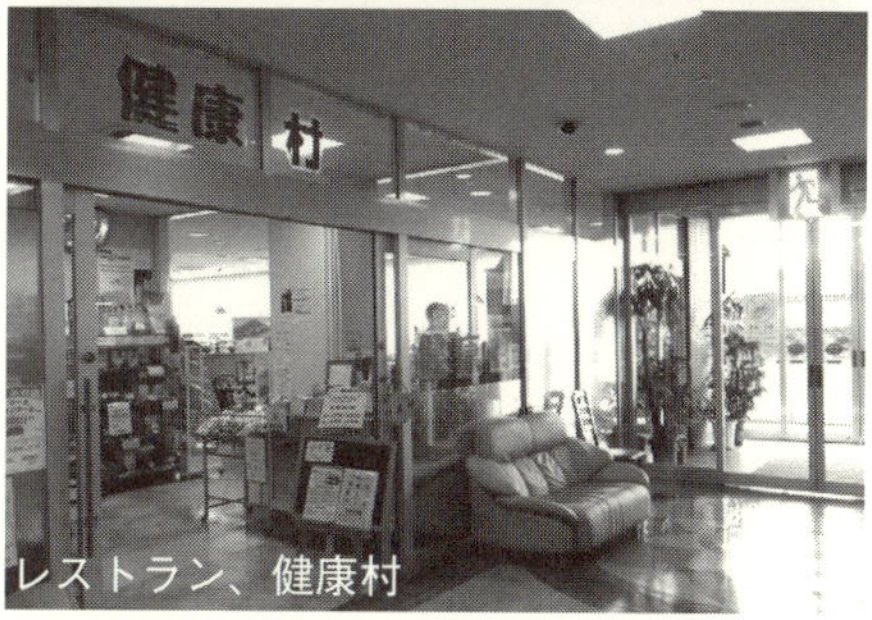

レストラン、健康村

その後のことですが、平成二三年三月二〇日に東京池袋の旧豊島公会堂で「全国大衆音楽協会カラオケ全国大会」が開催されることになり、それに先立ち平成二二年夏に全国で地方大会が開催されました。私の三つのクリニック（駅ビル医院「せんげん台」、健身会南越谷クリニッ

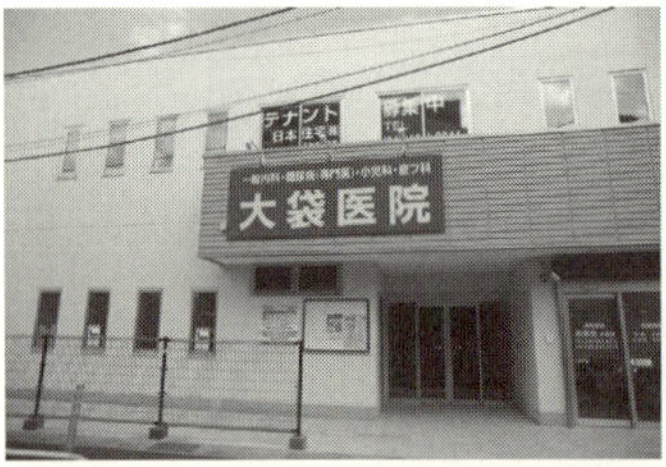

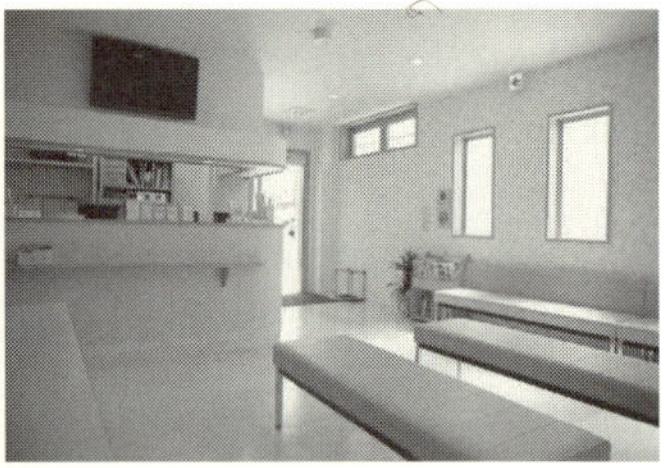

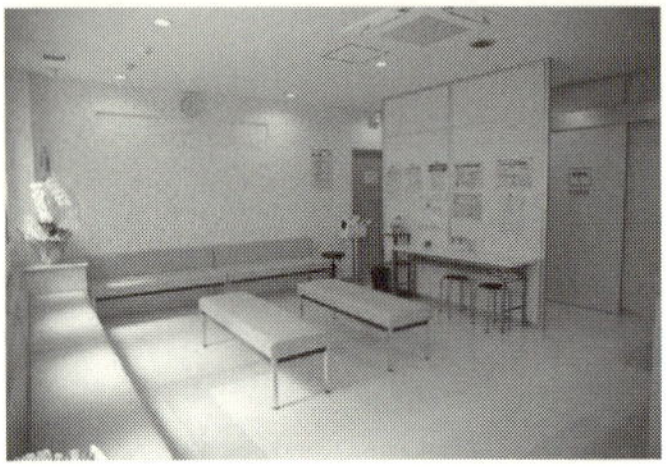

現在の大袋医院です
大袋駅出口から徒歩 10 秒ほど

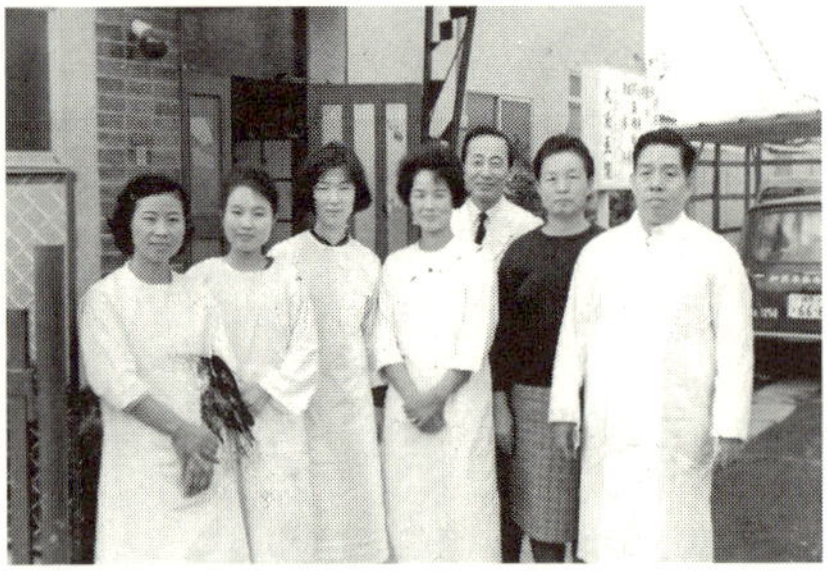

父・周東茂が開院しました
その当時の写真です

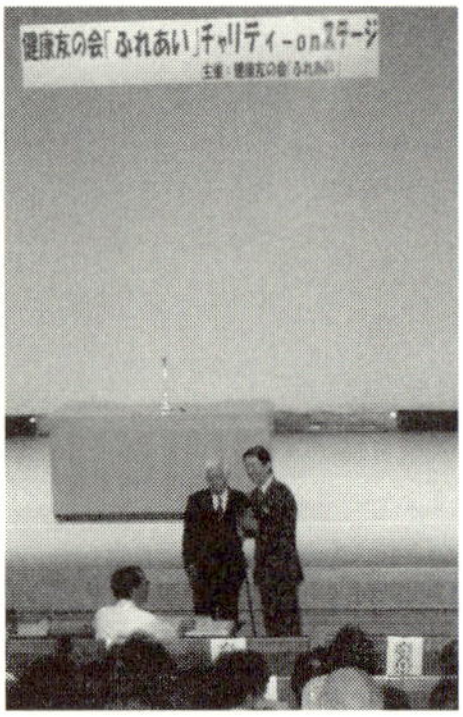

健康友の会ふれあい
チャリティで父（左）
と私（右）

大袋医院は、外科医の父が開院したクリニックです。大袋駅も東武伊勢崎線にあり、駅の並びは「せんげん台－大袋－北越谷－越谷－新越谷」となっていますク、大袋医院）も自宅も埼玉県にあり、話題づくりに是非との地元の勧めもあって、埼玉県大会に出場したところ、合格して埼玉県代表となりました。その後の全国大会では、最優秀歌唱賞を受賞しました。

カラオケを教えること、カラオケを唄うことが、ガンの特効薬だった

私のクリニックには、末期ガンの患者さんがよく来院されます。そのなかでも、とくに印象に残っているのは、「もう手の施しようがない」「余命は三カ月」と言われ、平成六年に私のところにやってこられましたTさん（女性）です。

ガンの進行状態については、医学的に表現することは可能ですが、患者さんの余命については医師であっても分かるはずはなく、言ってならないことだと、私は思っています。生前に死後のさまざまなことを処理するために、死期を知りたいことがあったとしても、医師は患者さんが生きる気持ちを失くしてしまわれないように、細心の注意を払って説明する必要があります。間違っても免疫力を落とすようなことを言ってはなりません。

ガンの進行にはいくつかのステージ（段階）があり、これくらいの進行だと、だいたい

これくらいだということは、たしかにあります。しかし、それはあくまでも統計的な確率であって、実際にどれくらい生きることができるのかは、誰にも分かりません。どれほど偉い医師であろうと、人の生死については、言ってはならないことだと、私は思っています。

初診のときに、そのような話しをしたところ、Tさんは、

「よくわかりました。三カ月になるか、ひょっとしたら二カ月で終わるかもしれませんが、最後まで先生に診てもらいます」

と、いわれました。

私の治療を受けたTさんは、少しずつよくなり、余命宣告を受けた三カ月を過ぎても生きておられ、逆に家事なども少しできるまでになりました。

その後、「健康カラオケ」も含む免疫治療を行うことによって、見事に持ち直し、ボランティアなどをするまでになりました。しかし、結局、「余命三カ月」との宣告を受けた七年半後に、お亡くなりになりました。

「余命○カ月」との宣告を受けた家族のかたは、「短い命なのだから、できるだけ好きなことをやらせてあげよう」と、患者さんのタバコやお酒を、あえて控えないようにするなどのこともあるようですが、それはよくありません。本人もうすうすガンだと分かってい

る状態で、タバコを吸っても、お酒を飲んでも、実際にはそれほど楽しくはないはずです。

いまの時代は、ガンになったからといって、必ず死ぬということではなくなってきています。また、ガンになっても、最後までしっかりと生きることが大切であり、そのなかには体に悪いことをしないということも、当然含まれます。

佐々木先生もＴさんも、私と一緒にガンと闘うと決めたときから、きっぱりタバコもお酒も止めましたが、幸せ感があって、リラックスもできていました。佐々木先生の場合はとくにカラオケを唄い、カラオケを教えることに生きがいをもっていましたので、自然にそのようなことができていたのだと思います。

「健康カラオケ」は免疫系の細胞を活性化させ、「肺内免疫力」も高める

笑うことが、免疫系の「ＮＫ（ナチュラルキラー）細胞」を活性化させ、ガンの進行を抑制するということを、聞いたことがありませんか。人間の免疫系には、ＮＫ細胞をはじめ、ガンをやっつけることに関係している細胞がいくつかあるのですが、それらの細胞は、笑うことによりたしかに活性化されます。

笑うとすぐにＮＫ細胞が活性化するというほど、単純ではありませんが、楽しい気持ち、積極的な意欲を持ったならば、ホルモンの分泌がよくなり、ＮＫ細胞をはじめとする免疫系の細胞が活性化することはたしかです。

だから、私はよく診察室で患者さんにダジャレを言います。そのため、「周東先生に診てもらうと、少なくとも三回は笑ってしまう」とよく言われます。私は趣味でダジャレを言っているわけではありません。どのような疾患の患者さんでも、免疫系の細胞を活性化させることは大切であり、笑うことにより免疫系の細胞が活性化することはたしかなので、笑っていただくようにしているのです。

笑うことは健康にいいからと、落語や漫才を見てもらって、免疫系の細胞は活性化させるという治療法もありますが、そこまでしなくても、クスッとほんの少し笑うだけで、免疫系の細胞は活性化します。ダジャレ程度のもので十分なのです。

私の場合、長年診察中にダジャレを連発してきましたので、ダジャレの質はかなり向上してきていると自負しています。しかし、ところかまわずダジャレを連発しているわけではありません。ダジャレを言ってもよい情況と、ダジャレを言うべきではない情況については、よく心得ていますので、ご安心ください。

ダジャレ程度のものでも、免疫系の細胞を活性化させることができるのですから、健康カラオケだと、その何倍もの効果があるということになります。心を込めて思いっきり唄ったときの快感には、気の利いたダジャレを言えたときや、オヤジギャグを聞いたとき以上のものがあります。笑いが免疫系の細胞を活性化させるという観点からも、「健康カラオケ」は、一つの有効な治療法であるといえます。

健康カラオケはナチュラルキラー細胞を元気にする

ガンとカラオケの関係については、アメリカのカリフォルニア大学が、興味深い研究発表をしています。といっても、「ガンとカラオケの関係」ではなく、「ガンとストレスの関係」についてです。

その発表によれば、強いストレスを受けると、白血球の細胞核の機能が急激に低下し、白血球の力も弱くなるというのです。そのことにより、免疫力が大幅に低下し、日々発生しているガン細胞を一掃できなくなり、ガン細胞がはびこって、ついにはガン病巣をつくるまでになるというわけです。

日本でも、大阪大学医学部が、免疫力に大きくかかわっているリンパ球のひとつであるNK（ナチュラルキラー）細胞のはたらきが、ストレスにより大幅に低下するという実験結果を発表しています。

NK細胞は、リンパ球の約二割を占める細胞で、いわば体の中の警察にあたります。「不良少年はいないか。敵や異物が進入していないか」と、つねに体のなかをパトロールしていて、少しでも怪しいものを見つけると、すぐさま飛びかかっていって、やっつけてしまいます。だから、生まれつきの殺し屋すなわちナチュラルキラー（NK）細胞と呼ばれているのです。

NK細胞がしっかりとその役割を果たしていると、体内のギャングであるガン細胞の大部分は殺（や）られてしまって、なりをひそめています。それが、不安や焦燥、怒り、憎しみなどで、精神状態が不安定になると、NK細胞の活性が半分ほどになり、体内の治安が悪化し、ガン細胞がはびこるというわけです。

これらのことから、ガン対策には、ストレス解消がとても大切であるということがいえます。スポットライトに照らされたステージに上がって、思いっきりカラオケを唄えば、どんなストレスも吹っ飛びます。「健康カラオケは、ガンの特効薬」ということには、医学的な裏付けがあるのです。

メタボリック症候群全般にも大きな効果を発揮する

カラオケ療法が、目に見えて効果をあげるのは、高血圧症です。それも、原因不明の高血圧症（本態性高血圧症と呼ばれています）には、本当に大きな効果があります。

カラオケのなかでも、♪アンコーー、アンコ～椿はァーーーなど、唸り節の箇所では、だれもが大きく息を吐きだすことになります。そのことにより、次に大きく息を吸い込むことになるわけですが、それは酸素を大量に取り込むことにほかなりません。酸素を大量に取り込めば、血管の収縮と拡張が活発になり、血行が促進されます。そのことにより、血圧がスーッと下がるのです。

それればかりではありません。高血圧症と脂質代謝異常症（かつては高脂血症と呼ばれていました）、動脈硬化、肥満は、親戚のようなものであり、ほとんどの人がほぼ同時に、この四つを病んでいます。

この四つは、メタボリック症候群に含まれています。メタボリック症候群は、かつては生活習慣病と呼ばれ、その前には成人病と呼ばれたものと、ずいぶん重なっています。それらは、足音もなく忍び寄ってくる「沈黙の病」ともいえる慢性病です。そのため、健康カラオケで高血圧症を改善できたときには、脂質代謝異常症、動脈硬化、肥満にも、多くのケースで、大きなよい効果があります。

第2章

COPDは「肺構造破壊病」

タバコは百害あって一利なし、なんとしてでもやめてください

有害な空気を吸い込むことによって、空気の通り道である気道（気管支）や、酸素の交換を行う肺（肺胞）などに障害が生じる「慢性閉塞性肺疾患」という病気をご存じですか。「慢性閉塞性肺疾患」は、英語ではChronic Obstructive Pulmonary Diseaseなので、COPDとも呼ばれています。

私は、慢性閉塞性肺疾患、COPDを、患者さんに「タバコ肺」「タバコ病」とも説明しています。長期間にわたる喫煙習慣が主な原因なので、「タバコ病」と名付けても間違いではないのですが、「長期間にわたる喫煙習慣」がなくても、「タバコ病」に罹ってしまうことがあるので、私は「肺構造破壊病」と呼んでいます。喫煙の習慣がないのに「タバコ病」になる人でいちばん多いのは、タバコをよく吸う人のそばにいるケースです。

タバコの煙には主流煙（能動喫煙・直接喫煙）と副流煙（受動喫煙・間接喫煙）の二種類があります。タバコを吸っている人が吸う煙が主流煙であり、タバコを吸っている人のそばにいることによって吸ってしまうタバコの煙が副流煙です。そのため、副流煙のほうは受動喫煙とも呼ばれているのですが、じつは副流煙のほうが主流煙よりも刺激が強く、COPD

にも肺ガンにもなりやすいのです。中国語では副流煙のことを「二手煙」と呼んでいます。

フランス人学者が発表したものですが、タバコの主流煙は九〇〇度の熱で燃焼しますが（完全燃焼）、副流煙は六〇〇度に下がった熱による不完全燃焼なので、有害化学物質をより多く含有しているというわけです。

米国でレストランすべてが禁煙になっているのは、食事の味に影響することが大きいようですが、駅などの公共の場が禁煙になっているのは、タバコの副流煙の被害を食い止めるためです。日本では、かつてはタバコの害というと火の不始末による火災でしたが、最近は米国なみに健康被害が重視されるようになりました。

米国系のコーヒーショップ、ファーストフード店、レストランなどが、他に先駆けてタバコを吸う人と吸わない人の席を分ける分煙を採り入れ、さらには全席禁煙となりました。その後、意外に早い時期に居酒屋チェーンなどでも、分煙や禁煙を採り入れる店があらわれ、「そのようなことをすれば、お客さんが減る」などといわれたのですが、意外に好評で、逆にお客さんが増える店などもあったようです。そのことからも、日本人のタバコに対する感覚が、変わってきていることが伺えます。

公共の場での分煙はまだまだ不十分

私のクリニックで「院内での喫煙を禁止」したのは、昭和六一年ですから、駅ビル医院「せんげん台」を開院した当初から、すでに院内禁煙を実施していたということになります。クリニックでの喫煙禁止は、いまでは常識とも言えますが、当時としては非常に珍しいことでした。

その後、ほぼ四半世紀（二五年）を経て、分煙、禁煙が、「社会の常識」となり、平成二二年、平成三〇年に、タバコの値上げとなったわけですが、まだまだ不十分であると思います。

分煙を実施しているレストランについていえば、分煙は中途半端で、完全に分煙されていないところが多いように思います。また禁煙席であるにもかかわらず、平然と喫煙をしている人も見かけます。

駅前などに喫煙コーナーを設けているところがありますが、そこには灰皿が置かれてあるだけで、分煙のための仕切りがありません。そのため、その近くを通行する人に副流煙の被害をもたらす可能性があります。

タバコの害は人それぞれですが

家族のなかにタバコを吸う人がいたならば、家の中で副流煙を吸い込んでしまうことになります。このことは最近よく知られていて、お父さんがベランダや家の前でタバコを吸うという光景がよく見られるようになり、「蛍族」と呼ばれています。

それほどまでにして吸うのはたいへんですし、大幅に値上げされたのですから、タバコをやめてしまえばよいと思うのですが、自分のためばかりではなく家族のためにも禁煙すべきだと分かっていても、なかなかやめられないようです。

「長期間にわたる喫煙習慣」に関して、肺ガンとの関係で、最近興味深いことが分かってきました。禁煙してから何年も経ってから、かつての「喫煙の習慣」により、肺ガンに罹患するということがあるのです。

これは喫煙の不思議なところです。禁煙したから大丈夫ということではないので、タバコは一切吸わない、吸ったことがないということを貫くべきです。

それに、禁煙をしても肺ガンのリスクはなくならないからといって、禁煙してもしなくても同じということにはなりません。これまで長期にわたって喫煙してきたのだから、いまさら禁煙しても同じということでもありません。

タバコの害は人によってさまざまであり、ヘビースモーカー、チェーン（鎖）スモーカーであるのに、肺ガンにもCOPDにもならず、長生きをしたという人もいないわけではありません。COPDになる一番の原因はタバコですが、ヘビースモーカー全員がCOPDになるわけではなく、ヘビースモーカーのうちCOPDになるのは、一五〜二〇％程度です。

同じくらいの量を同じように喫煙していても、COPDになる人とならない人が出てくるのは、その人の持つ遺伝的な素因の一つである「感受性」が関係していると考えられています。人によってなぜ「感受性」が違うのかは、まだ分かっていません。それに、「感受性」の有無や高低を調べる方法も、いまのところありません。そのため、タバコの吸いすぎを控え、できれば吸わないようにするというのが、COPD予防と改善の基本になっています。

人それぞれ「感受性」に違いがあり、一律にCOPDになるわけではありませんが、喫煙者のほうがCOPDになりやすく、その進行が早いことはたしかです。さらに喫煙開始年齢が早いほど、一日の喫煙本数が多いほど、COPDになりやすく、進行しやすいこともたしかです。それは肺がんも同じようです。

タバコを吸っているかたは、やはり一日も早く禁煙した方がよく、禁煙がどうしても無理ならば、一本でも減らした方がよいのです。

医師が処方する禁煙のためのガム、パッチ、飲み薬があります

タバコが体によくないことは分かっていても、そう簡単には禁煙できないということを、みなさんよくおっしゃいますが、最近は楽に禁煙することのできる医薬品が、いろいろとあります。

タバコをなかなかやめられないのは、吸わないでいるとイライラするなどの中毒症状があるためですが、その中毒症状を緩和する「ニコチンガム」が開発されました。「ニコチンガム」は「ニコレットガム」という商品名で売られています。タバコを吸いたい気持ちを抑えることができ、タバコを吸わないでいるときのイライラも緩和してくれるので、禁煙の大きな助けになります。

タバコを吸わないでいるときのイライラを緩和するものとしては、ニコチン作用のある小さなテープを貼るというのもあります。これも「ニコレットパッチ」という商品名で売られています。一日に一回、起床時に貼り付け、寝るときは剥がします。そのため、一日

に一六時間ほど「ニコチンパッチ」を貼り続けることになります。

さらに、たばこを吸わないときのイライラを緩和することや、ニコチンがおいしいと感じなくなる医薬品も開発されました。体内に吸い込まれたニコチンは、脳内ニューロンレセプターにあるα4β2受容体と接合することにより、リラックスできたり、すっきりとした感じがしたりと、それなりの作用を発揮するわけです。

ということは、脳内ニューロンレセプターにあるα4β2受容体とニコチンとを接合させないようにすればよいということで、その作用のある医薬品が開発されたわけです。その医薬品は「チャンピックス錠」という商品名で、薬局では売っていない処方箋薬として、医師によって処方されることになりました。

「チャンピックス錠」は、最初は一日に一回食後に服用し、三日間はタバコを吸っていてもよいことになっています。四日目からは、禁煙をし、一日に二回服用します。これを二、三ヶ月続けて、完全禁煙となります。禁煙の意志が強ければ、数週間で成功します。

かつては決心をしても、なかなか実現できなかった禁煙も、いまではそれほど苦しいものではなくなってきています。何度か禁煙を試みて失敗をした人は、受診をして、禁煙に踏み切ってみてはいかがでしょう。なかなか禁煙できなかったのが、意外に簡単に禁煙できているケースも多く、お勧めします。

喫煙の習慣がないのにＣＯＰＤの症状があらわれるケースとしては、副流煙によるもののほかに、有害なガスや粉塵によるものもあります。こちらのほうは、職業と密接であり、有害なガスや粉塵を吸わないように十分に準備をして、作業にあたることが大切です。

ＣＯＰＤであるのに気づいていない患者さんが10倍以上

ＣＯＰＤの治療を受けている患者さんは、二六万一〇〇〇人（平成二六年厚生労働省調べ）ほどです。しかし、気づいていないＣＯＰＤの患者さんは、その一〇倍以上いるといわれています。

患者さんの数が、治療されている方の数をはるかに上回ることは、どの病気についてもいえることですが、ＣＯＰＤはとくに多いといってよいでしょう。それというのも、ＣＯＰＤという病名もその症状も、あまりよく知られていないためです。

そのことは、どのような病気が原因で死亡したかを示す死亡原因についてもいえます。

ＣＯＰＤを悪化させて死亡したにもかかわらず、死亡原因をＣＯＰＤの合併症（例えば肺がん、肺系がん、心不全など）とされることも少なくないようです。

ＣＯＰＤは「肺の生活習慣病」とも呼ばれています。「生活習慣病」のもっとも大きな特徴は、症状があらわれたときにはかなり病状が進んでいるというところですが、ＣＯＰＤはまさしくその意味で「肺の生活習慣病」ということができます。

近年ＣＯＰＤの増加は著しく、国連の保健に関する専門機関であるＷＨＯ（世界保健機関）は、ＣＯＰＤをおもな原因とする死亡者数は、近い将来世界で第三位になるにちがいないと警告しました。

呼吸不全から死亡に至ることも少なくない

ＣＯＰＤは肺の構造が壊れ、息を吐くことが困難になり、呼吸不全で死亡することもあります。

風船を何回もパンパンに膨らませると、伸びきってしまい伸縮しなくなりますが、肺がそのような状態になってしまったのが肺気腫です。

風船には空気を入れたり抜いたりする部分がありますが、そこがほとんど閉じてしまっ

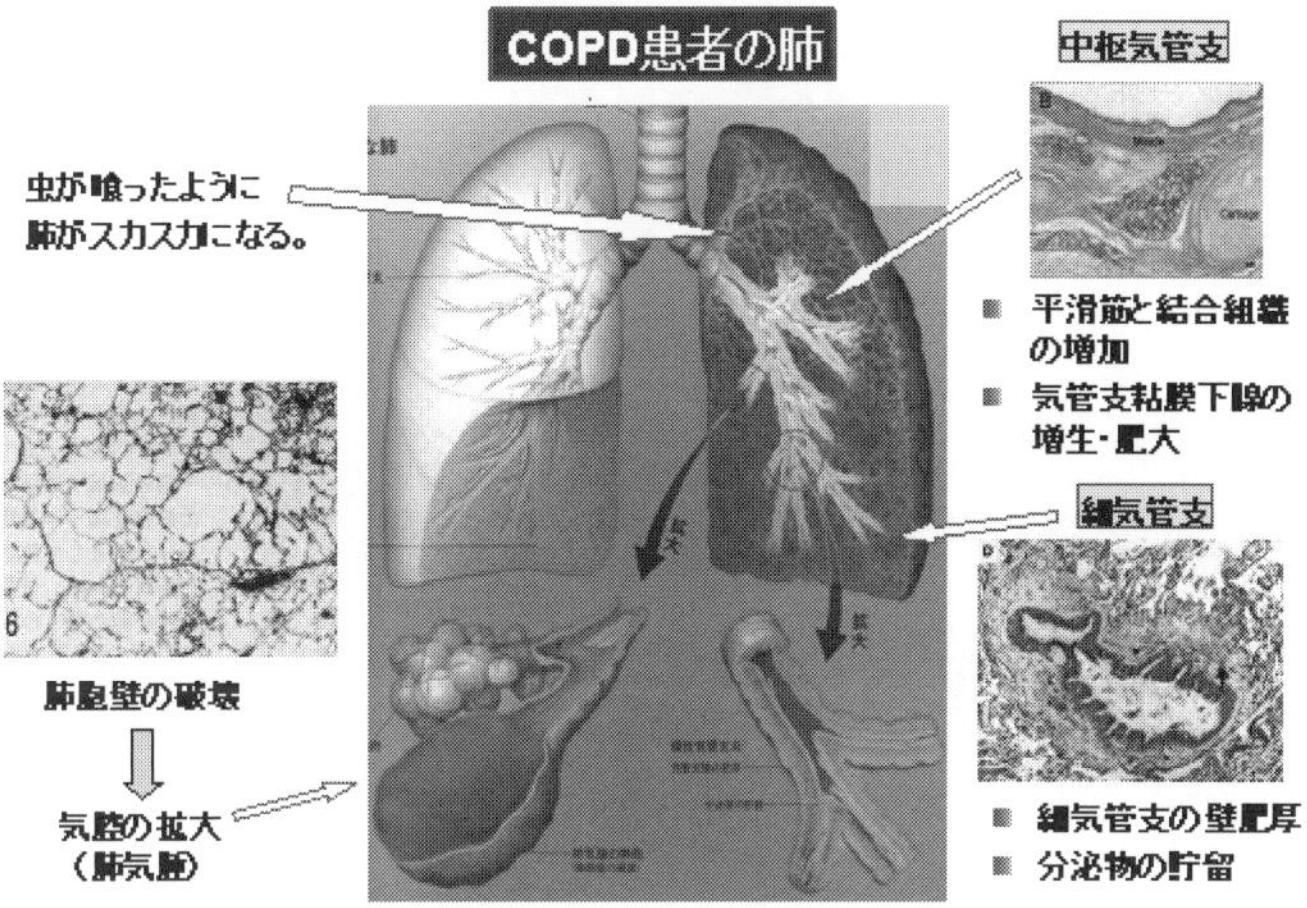

たように狭くなると、空気が抜けなくなってしまいます。そのような状態になったのが、慢性気管支炎です。

気管支の炎症が続くために喀痰が多くなり、それを吐き出すために咳を繰り返します。喀痰には、細菌や塵埃などとともにムチンタンパクやミネラルなどの栄養分も含まれています。そのため多くの栄養分を失うことになります。

肺気腫の患者さんのほとんどは慢性気管支炎も併発し、慢性気管支炎の患者さんの多くは肺気腫になります。患者さんによってどちらが多い少ないはあるのですが、両者の総称をＣＯＰＤと呼んでいます。肺気腫も慢性気管支炎も、慢性の咳と痰をともなうので、肺気腫で慢性気管支炎の患者さんは、咳と痰がおもな症状となります。

肺気腫と慢性気管支炎を併発すると、息を吐くことが難しく、そのため吸うことも困難になりますが、まったく呼吸できないというわけではないので、普段はなんとかやっていけます。しかし、階段を駆け上ったり、黄色信号のときに走ったりすると、体は酸素を必要とするので、通常以上の呼吸をしなければならず、このときに肺気腫で慢性気管支炎の患者さんは、息切れすることになります。

この病態が進むと、普段でも必要な酸素を得る呼吸ができなくなり、在宅酸素療法を行なうようになります。酸素ボンベを引いて歩く、同情される姿になってしまったりもします。「過去の紳士は今いずこ」となって、本当にかわいそうです。

在宅酸素療法を行っていれば、それでもう安心かというと、そうではありません。さらに症状が進むこともあり、そのときには死亡することもあります。

息切れや喘鳴を軽視してはならない

ＣＯＰＤは、肺の構造を破壊する恐ろしい「肺の生活習慣病」ですが、普段からよく気をつけることによって早期発見が可能であり、早期に治療に入ることで簡単に治すことができます。

ＣＯＰＤのもっとも分かりやすい代表的な症状は「息切れ」です。乗ろうとしていた電車が駅に着いたようなので、階段を駆け上がったときなど、「息切れ」することはありませんか。同じくらいの年代の人と一緒に歩いていたときに、どうしても遅れてしまうというようなことはありませんか。たとえ「息切れ」しなくても、同世代の平均よりも歩く速度が落ちているだけでも、ＣＯＰＤの可能性はあります。

風邪はとっくに治っているのに、咳がずうっと続いているということはありませんか。ときには痰なども出て、それがかなり長く続いているということはありませんか。そのような症状も、ＣＯＰＤの代表的な症状の一つです。

また、咳がずうっと続き、痰なども出て、呼吸音がぜいぜいしたり、ひゅうひゅうしたりする喘鳴（ぜいめい）という症状があります。喘鳴は、上気道に痰がひっかかったときや気管病変（気管支のあたりが病気になって変化する）などによってあらわれる症状です。

そのため、喘鳴があったときには、ＣＯＰＤをはじめ喘息、喘息性気管支炎、急性気管支炎、慢性気管支炎、急性咽頭炎、急性声門下咽頭炎、咽喉浮腫、ジフテリア、瀰漫（びまん）性気管支炎、過換気症候群、喉頭蓋腫脹（こうとうがいしゅちょう。喉頭の入り口を覆う、ふた状のものが炎症により腫れ上がる）なども、疑ってみる必要があります。

気流制限による息切れは肺構造破壊病の代表的な症状

二〇一〇年に出した本で私がＣＯＰＤを「肺構造破壊病」（Lungs structure destructure disease）と名づけたのは、肺胞が破壊されて、大きな袋状につながった状態になるからです。

鼻や口から吸い込まれた空気は、気管から左右に分かれた気管支へと送り込まれ、さらに細気管支を経て小さい丸い袋状の肺胞に届きます。肺胞の数は数億もあり、そのすべてが細気管支とつながっているのですが、タバコなどの刺激で気道の機能が衰えると、気管支が炎症を起こし、これが慢性化されると気管支の壁が厚く腫れます。この気管支の炎症と壁の腫れが、咳の原因になります。

そうして、咳がよく出てなかなか止まらない状態、すなわち咳が慢性化すると、細気管支の先にある小さな肺胞が破壊され、大きな袋状につながってしまいます。

この「肺構造破壊病」の恐いところは、肺胞が破壊されて袋状につながってしまうと、

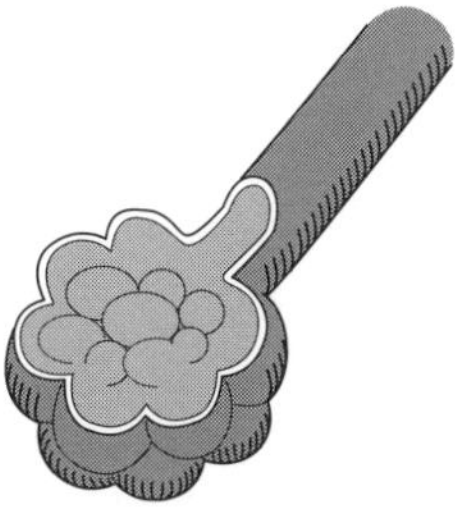

健康な人の肺胞
ひとつひとつの肺胞が
しっかりしている

肺構造破壊病・ＣＯＰＤの人の
肺胞は弾力性を失い、空気は
入るが出にくくなるので過剰
に膨らみ、大きな袋状になる

気管、気管支、細気管支

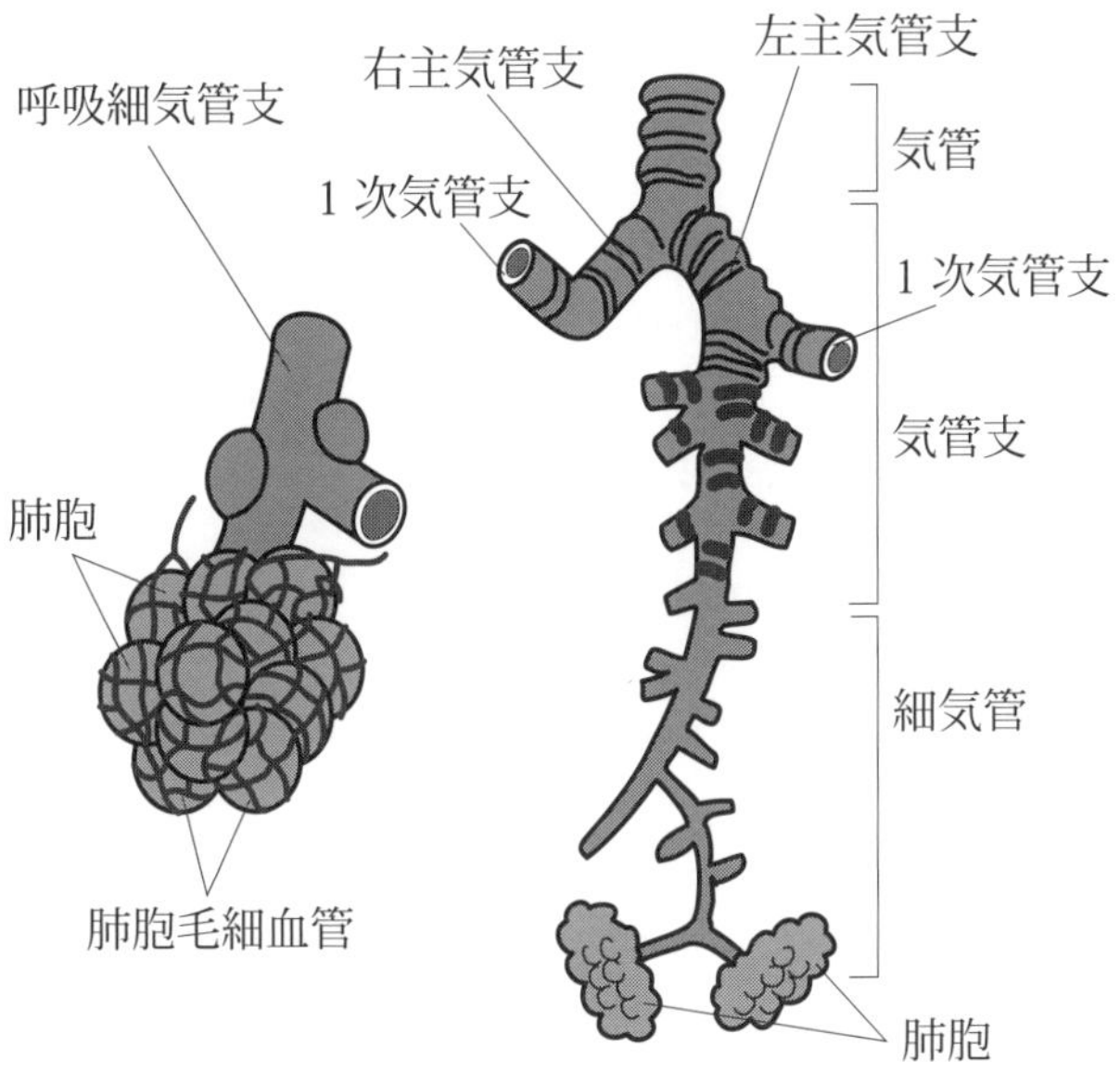

COPDにおける気流制限

- COPDに特徴的な慢性の気流制限は、末梢気道病変と肺胞の破壊による肺弾性収縮圧の低下の両者によって生じる。

COPDにおける気流制限のメカニズム

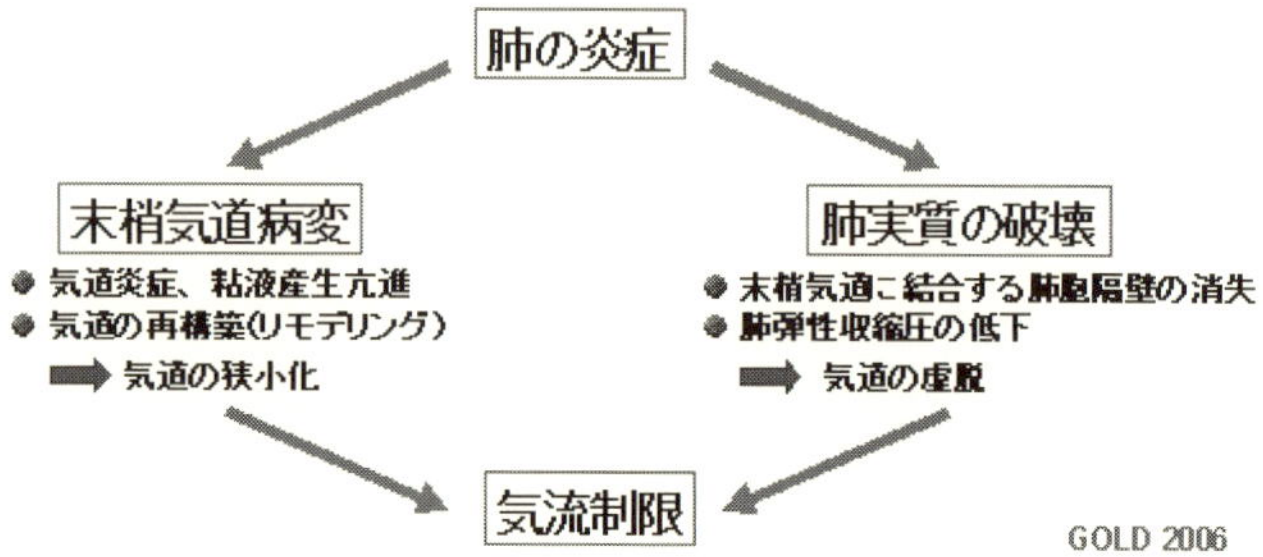

GOLD 2006

元に戻らないという点です。肺胞は再生することがないので、破壊されてしまうと、もうそれっきりになるのです。

気管支が慢性的に炎症を起こし、気管支の壁が厚くなると分泌物が増えます。ということは、気管支の内腔が狭くなるということです。そのうえ、肺胞が破壊されることにより、肺は弾力性を失い、早い速度で収縮できなくなります。肺が早い速度で十分に収縮できないということは、十分に呼吸できないということであり、ちょっと階段を上ったくらいで息切れするようになります。

階段を上ったくらいで息切れするのは、空気を吸う力が弱まったためですが、空気を吐く力も弱まるために、吐き切れない空気が肺の中にたまることになります。吐き切れない空気（残気）が肺

図3　気管支分岐図

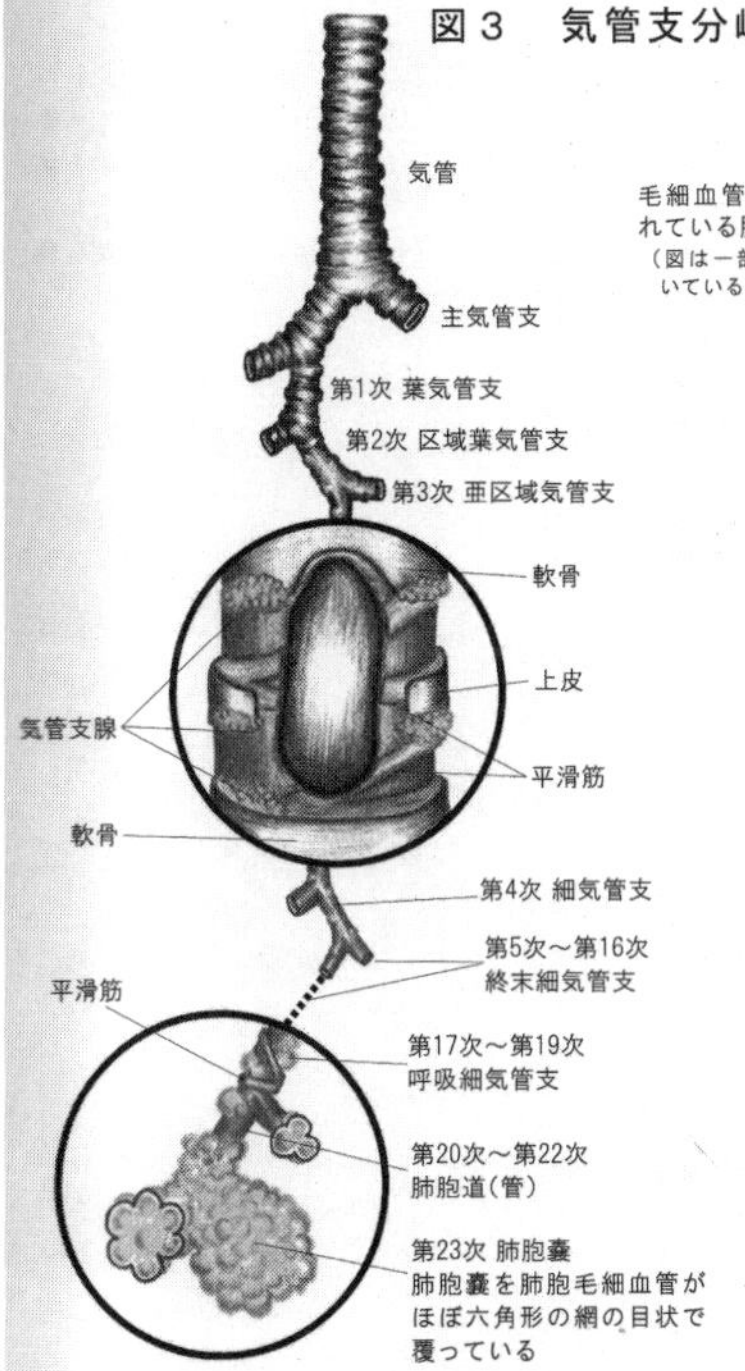

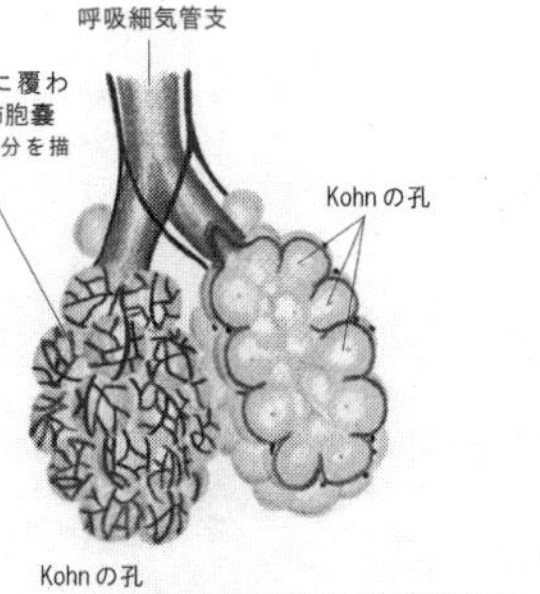

Kohnの孔
同一の呼吸細気管支から出た肺胞嚢の肺胞間，ならびに近接するものの異なる呼吸細気管支に連なる肺胞間．
これらの肺胞同士はKohnの孔として知られている．

表3　気管支の命名法

次数	一般名	例
第1次	葉支	上葉支
第2次	区域支	B^1, B^2
第3次	亜区域支	B^1a, B^2a
第4次	亜々区域支	B^1ai, B^2ai
第5次		$B^1ai\alpha$, $B^2ai\beta$

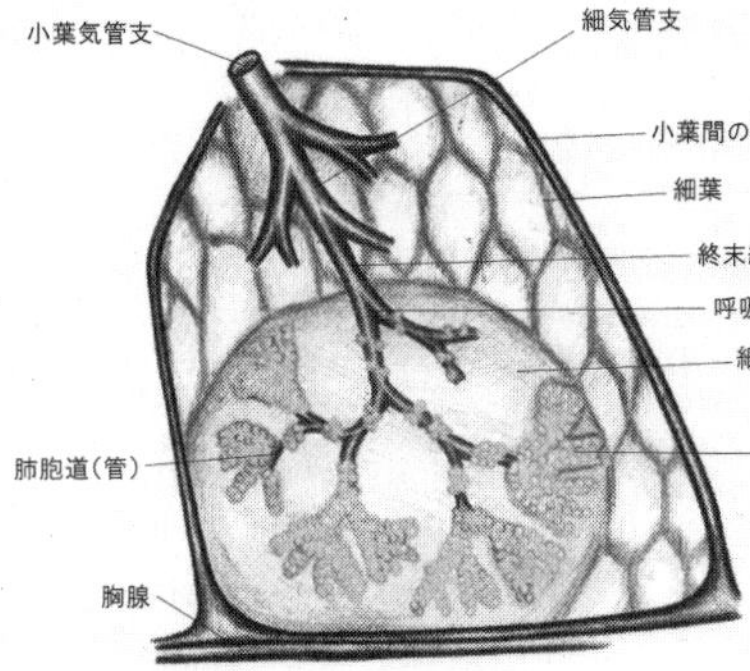

監修：周東　寛
スタジオコクピット©
Illust：谷川志保美

『これを知れば呼吸器の診断が楽になる』周東寛著（丸善出版社）より転載

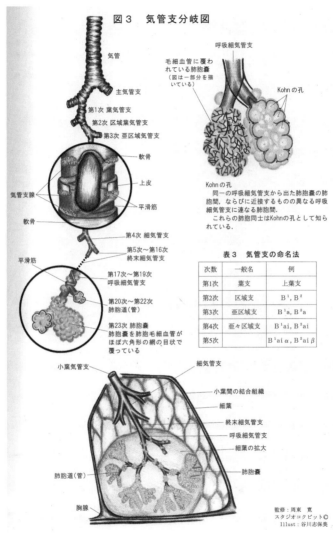

の中にたまっていると、新たな空気を吸いづらくなり、残気量が多いのと空気を吸いづらいのとが重なり、体内への酸素の取り込みが悪くなります。

その状態が、ＣＯＰＤの代表的な症状である「気流制限」です。

肺構造破壊病はとくに早期に適切な治療が必要です

ＣＯＰＤにいかない段階でも、慢性的な呼吸不全になるので、体内への酸素の取り込みが減少し、血中の酸素濃度が薄くなる「低酸素血症」になります。そのうえ、血中の二酸化炭素が増えるので、「高二酸化炭素血症」にもなりやすくなります。

「低酸素血症」になると、疲労感、倦怠感がでてきて、手足の先が冷たい、頭痛がするなどの症状もでやすくなります。さらに、睡眠時にとくに慢性呼吸不全状態になります。

「低酸素血症」が長期化すると、心臓と肺とを結ぶ肺動脈が細くなって血圧の上がる「肺高血圧症」になったり、心臓の右心室が肥大化する「チアノーゼ」になったりもしやすくなります。

「肺構造破壊病」による「低酸素血症」は、脳につながる脳動脈や心臓につながる冠動

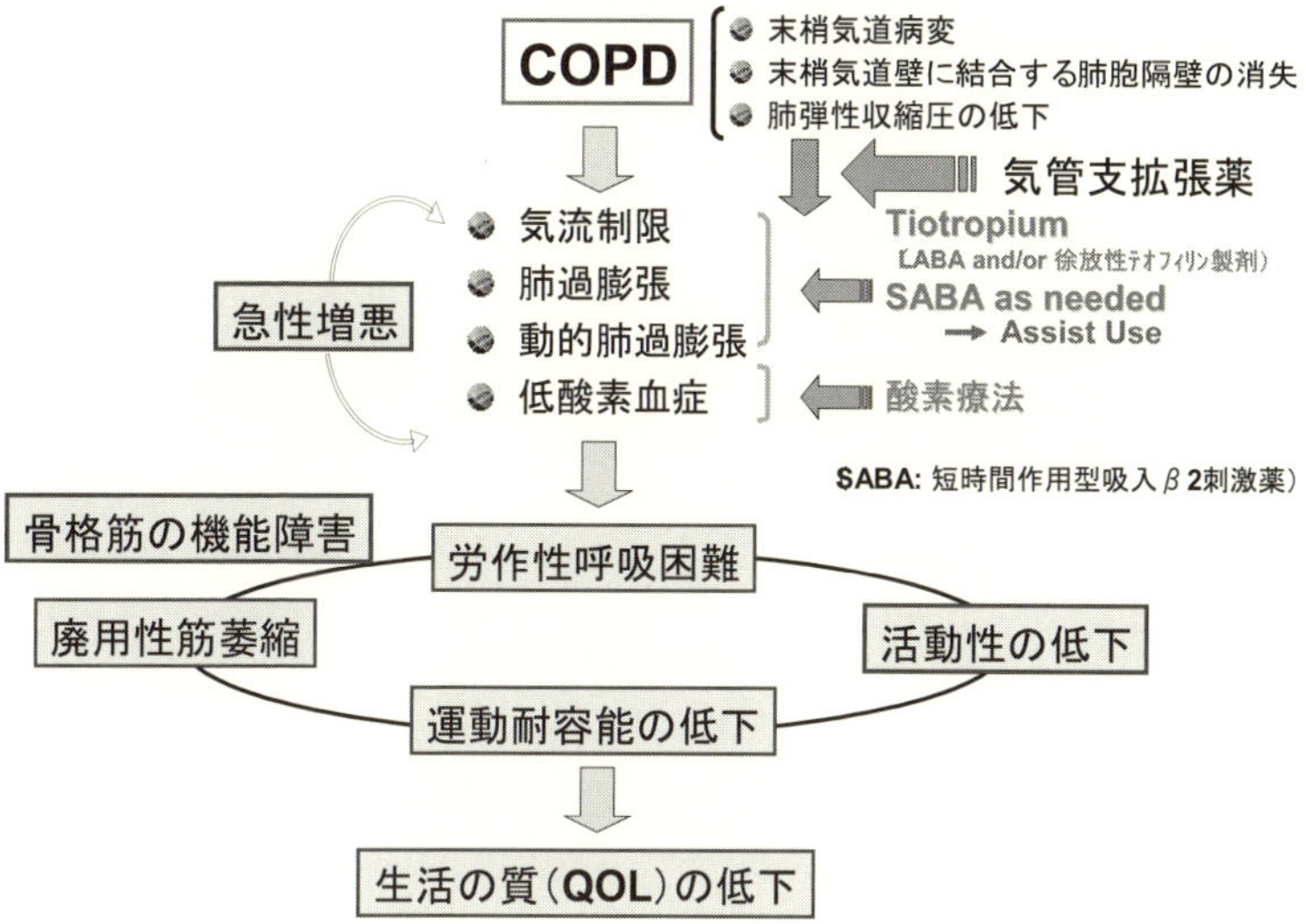

脈を硬化させる動脈硬化の原因にもなります。脳動脈が詰まったり破裂したりすると脳卒中、冠動脈が詰まると狭心症、心筋梗塞になります。脳卒中、心筋梗塞を含む虚血性心疾患は、ガンに次いで日本人の死亡原因の第2位になっています。「低酸素血症」に加え、骨に関わる血管、特に骨内の毛細血管閉塞におよんだ場合に骨がもろくなることを、私が考え学会報告しています。

気管支が炎症を起こしているということは、細菌やウイルスへの抵抗力が落ちることに直結しますので、風邪やインフルエンザ、肺炎などに罹りやすくなります。

「肺構造破壊病」の段階で、すでに呼吸器や肺のみならず全身にかかわる疾患に発

COPDは肺だけでなく全身の炎症を惹起し、
様々な病態を引き起こす→全身性疾患

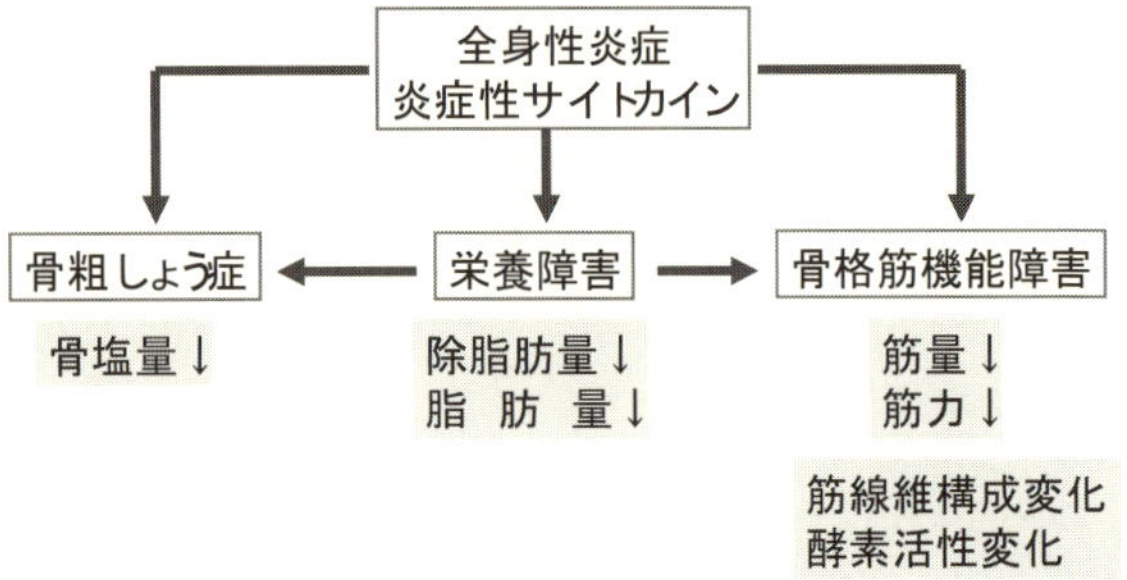

展する可能性があるので、適切な治療が必要です。

ＷＨＯは二〇二〇年には第三位になると予測

ＣＯＰＤは、空気の通り道である気道が炎症を起こし、酸素を取り込む肺胞の壁が壊れていくことによって、肺の構造そのものが壊れていく病気です。

日本国内で大規模な調査が行われたのは、二〇〇〇年のことであり、このとき四〇歳以上の男女の八・六％にＣＯＰＤ罹患の疑いがあることとともに、ＣＯＰＤの患者数も有病率も、欧米並みに高いことが分りました。このことは、逆に言うと二〇〇〇年の調査までは、日本のＣＯＰＤの患者さんの数は、さほど多くはないと思われていたということです。

ところが、日本におけるＣＯＰＤ死亡者数は、翌

日本における COPD 死亡者数（1996-2016 年）

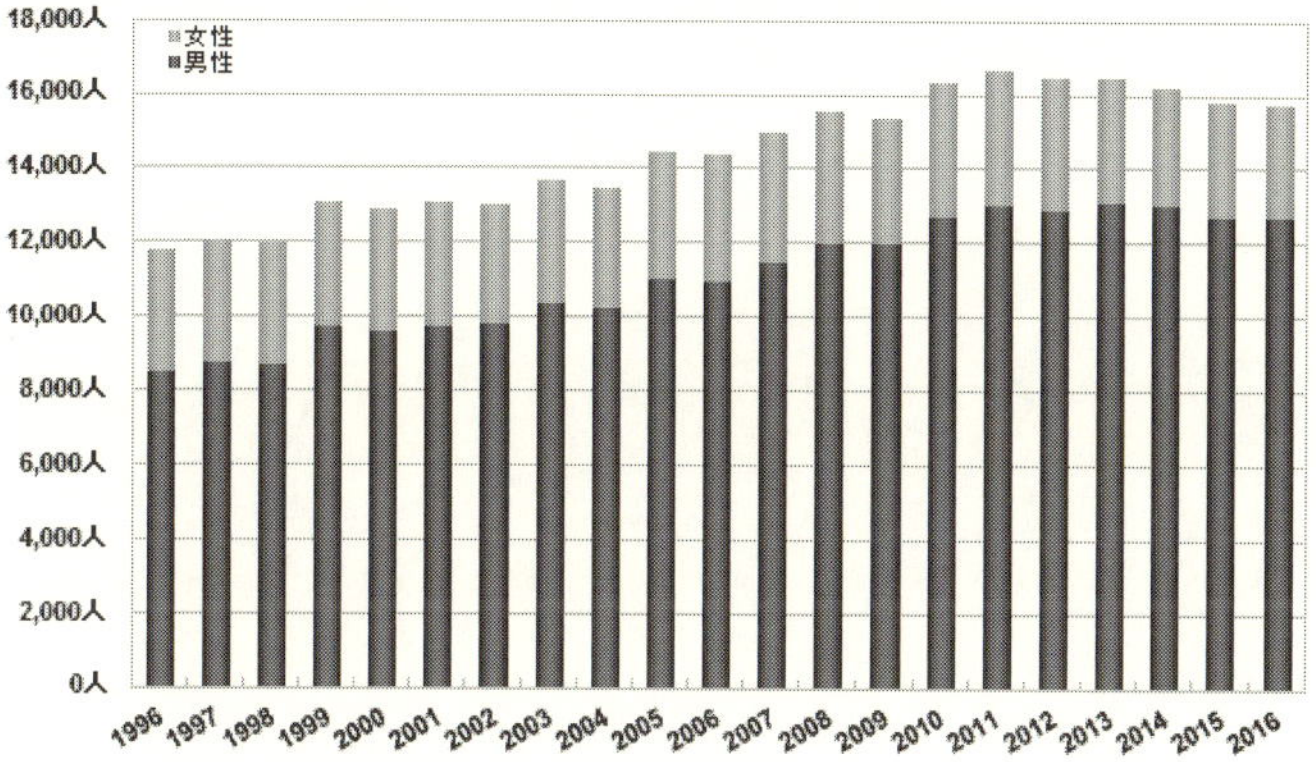

（出典：厚生労働省　人口動態統計）

二〇一一年をピークとし下降に転じます。二〇一〇年に、本書の初版本も含めてさまざまな警鐘が鳴らされた結果かもしれません。

世界では、一九九〇年の時点で、すでに死亡原因の六位にランキングされ、ガンや結核よりも上位でした。その後、一位から五位までの病気はいずれも減る傾向を示し、ＣＯＰＤだけが増えたので、ＣＯＰＤがどんどん上位に食い込むようになりました。

そのため、国連の保健に関する専門機関である世界保健機構（ＷＨＯ）は、二〇二〇年までにＣＯＰＤは、世界の死亡原因の第三位になると予測したのです。

肺構造破壊病の早期発見はCTスキャンで

肺構造破壊病の代表的な症状は、息切れです。階段を登っているときに電車が来たので、階段をちょっと駆け上がったら息切れをしたなどのことがあれば、肺構造破壊病を疑うべきです。しかし、かなり病状が悪化しているにもかかわらず、階段をちょっと駆け上ったくらいでは息切れしない患者さんもいます。

咳（せき）についても同じことがいえます。痰（たん）が増えてきて、よく咳が出るようになったときに、「風邪が長引いているのかなあ」ですましてはいけません。痰が増え、咳がなかなか止まらないときには、肺構造破壊病の疑いがあります。しかし、肺構造破壊病になったからといって、必ず痰が増え、咳が長引くとは限りません。

肺構造破壊病の患者さんの多くは、病状が進むにつれて、痰も咳も増えるのですが、かなり病状が進んでいるにもかかわらず、痰も咳もそれほどではないという患者さんもいます。重症であるにもかかわらず、肺構造破壊病特有の症状である息切れを気にせず、超重症になってはじめて病気と認識する患者さんもいます。

「肺の生活習慣病」であるＣＯＰＤを早期に発見する方法としては、健康診断などのときに、「肺年齢」をみてもらうことです。ただし、ときに肺年齢が実年齢よりも若く出るケースがあります。そのため、私は実測値に喫煙指数を足したものを肺年齢としています。喫煙指数は、1日の喫煙本数に喫煙年数をかけ、100で割ったものです。

肺構造破壊病（COPD）の早期発見には、呼吸機能の検査も必要ですが、呼吸機能の検査だけではキャッチできないこともあり、CTスキャンが重要です。CTスキャンは、X線を小刻みにあて、コンピュータ処理により身体を輪切りにしたような画像を得る方法であり、この方法による検査がCT検査です。

肺構造破壊病の治療薬としては、気管支収縮を抑え、気管支を広げて息切れなどを起こりにくくするスピリーバ（一般名：チオトロピウム臭化物水和物）、

COPD肺構造破壊病の胸部CT所見（CTによる肺胞破壊像）

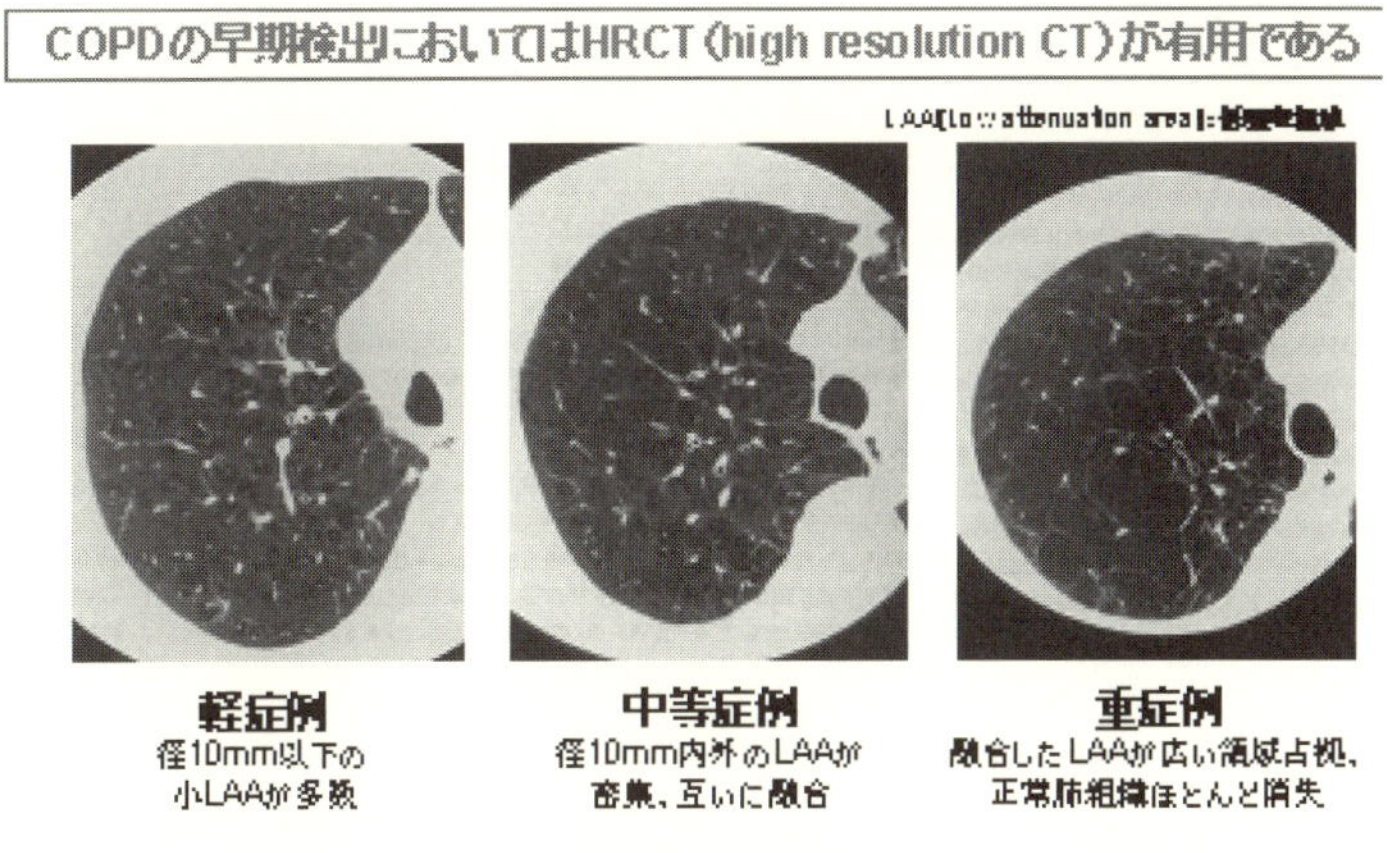
COPDの早期検出においてはHRCT(high resolution CT)が有用である
LAA(low attenuation area):
軽症例
径10mm以下の
小LAAが多数
中等症例
径10mm内外のLAAが
密集、互いに融合
重症例
融合したLAAが広い領域占拠、
正常肺組織ほとんど消失

そして、私も発売にあたって治験（開発中の医薬品の試験）を協力したアドエア（海外商品名：Adovair）、シムビコート（海外商品名：Symbicort）などの吸入ステロイド薬を処方しています。

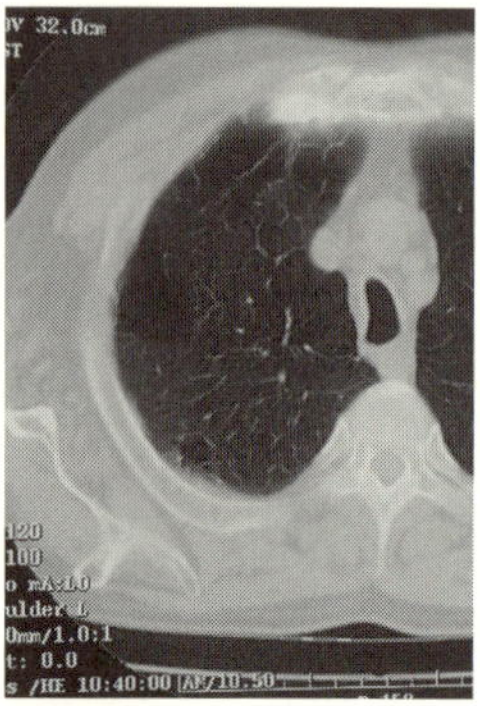

重症例
LAA（肺のう胞域）が融合し、正常細胞がほとんど消失

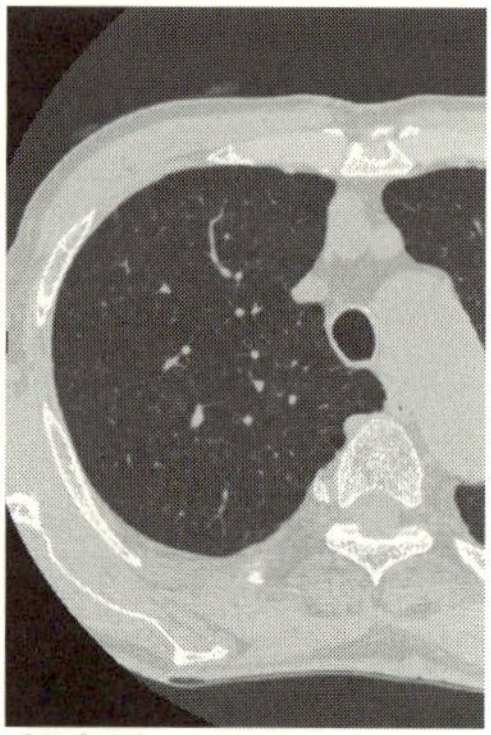

軽症例
径10㎜以下のLAA（肺のう胞域）が多数

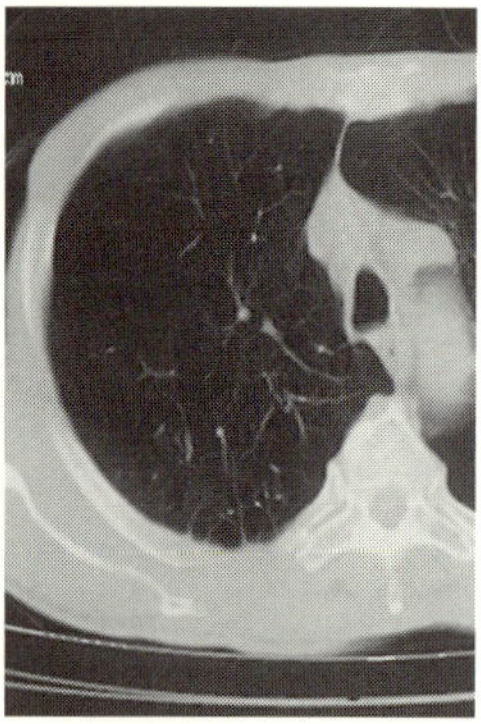

超重症例
LAA（肺のう胞域）の融合、正常細胞の消失がさらに進む

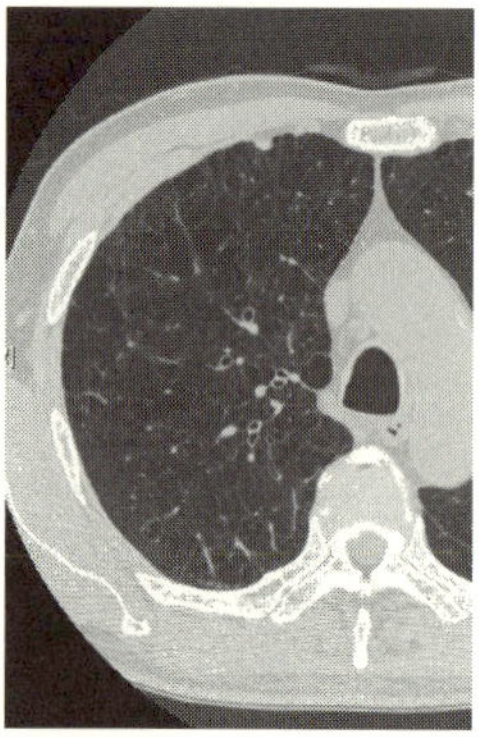

中等症
径10㎜内外のLAA（肺のう胞域）が密集し互いに融合

周東寛（筆者）の分類

吸入剤の副作用をさけるため、パウダー式吸入薬をはじめすべての吸入剤において、必ず吸入前に一口お水を飲み、吸入後にも一口お水を飲んで下さい。

スパイロメトリーに表示されるコメント

肺のスパイロ検査は、スパイロメーターという器械を使って行われます。スパイロメーターでの検査は、食事制限などの前準備の必要はなく、痛みはなく、一〇分程度で終わります。

スパイロ検査は、息を思いっきり吸ったあと、強く息を吐きます。その吐く息の最大量（FVC＝努力性肺活量）、最初の一秒間に吐き出せる量（FEV1＝一秒量）などを測定します。

肺構造破壊病は、息を吐ききれず、肺のなかに吸っ

肺構造破壊病の HRCT 画像所見による phenotype の分類

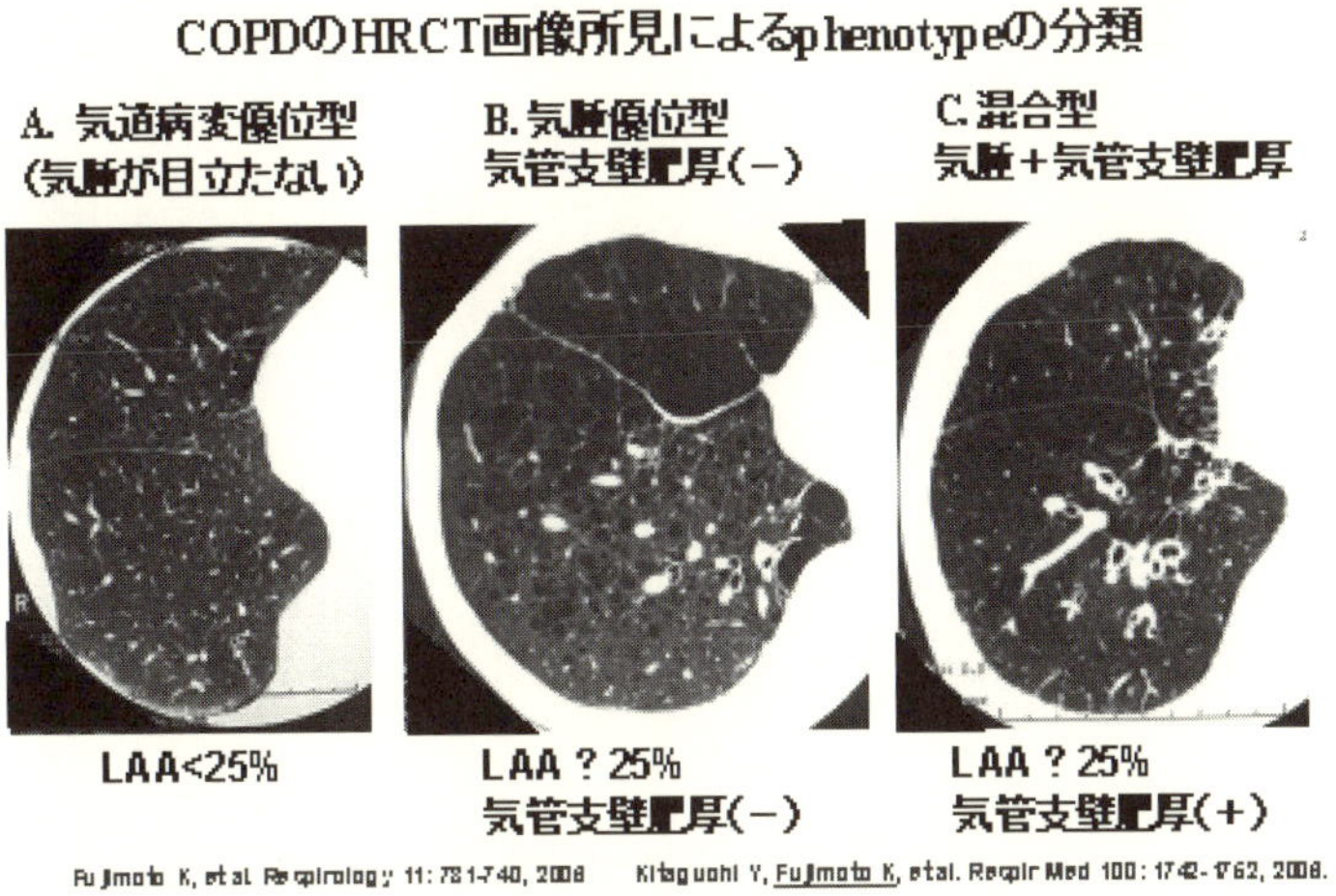

た空気が大量に残る病気なので、一秒間にどれだけ吐けるかが重要になります。ちなみに一秒率が七〇％未満の場合にはＣＯＰＤの可能性が高いということになります。

肺構造破壊病の予防にも改善にも「健康カラオケ」は大きな力を発揮

肺は、健康カラオケの腹式呼吸で鍛えることができます。肺の機能は、加齢や呼吸器疾患によって劣化するばかりではありません。肺は鍛えることも可能であり、機能を向上させることもできます。

ヨガ、気功、武道、座禅、エアロビクスなどが、健康によいということで、はやっていますが、これらに共通しているのは、腹筋と横隔膜を十分に使った呼吸方法です。

呼吸というのは、呼気と吸気から成り立っていて、腹筋を十分に使うことによって、静かで長い呼気が可能になります。また横隔膜をしっかりと使って深呼吸をすることによって、吸気が深いものになります。

私たちは生れてから死ぬまで呼吸をし続けますが、この呼吸は、もともとは自然に起きるものです。しかし、呼吸をコントロールしている器官というものはあります。それは脳の延髄のなかにある呼吸中枢です。呼吸中枢が、その人の代謝に見合った酸素の取り込みと、炭酸ガスの排出をコントロールしているのです。

延髄の呼吸中枢でコントロールする通常の呼吸は、息を吸い込んで膨れた肺が、基本的にはもとに戻るときの復原力によって、自然に息を吐き出すことになります。これに対して、健康カラオケをはじめとし、ヨガ、気功、武道、座禅、エアロビクスなどで、意識的に呼吸リズムを作るときは、延髄の上位にある大脳皮質が指令を発する呼吸となります。この大脳皮質指令の呼吸の特徴は、横隔膜を意識した腹式呼吸です。

肺が収められている胸腔は、肋骨とそれを支え動かす筋群と横隔膜とで構成されています。そのため、息を吸うには胸腔を拡げなければならず、胸腔を拡げるためには肋骨を開いて拡げるとともに、横隔膜を収縮させて下げることになります。しかし、肋骨を拡げるといっても、さほど拡がるものではないので、横隔膜をいかに収縮させて下げるかが、大きなポイントになります。

横隔膜を収縮させて下げると、胸腔が拡がり肺を膨らませることができて、大きく息を吸い込むことになります。それと同時に（横隔膜が下ることにより）腹腔が変形して腹が前方へ突き出ます。そのことにより、腹筋をはじめとする全身の筋肉の弛緩を促し、さら

●スパイロメトリーによる
検査結果

一秒率：70％以上
％一秒量：100％以上

一秒率：70％以上
％一秒量：80％以上100％未満

一秒率：70％以上
％一秒量：80％未満

一秒率：70％未満
％一秒量：80％以上

一秒率：70％未満
％一秒量：80％未満

相澤久道, 工藤翔二: Progress in Med
27: 2418-2423, 2007一部改変

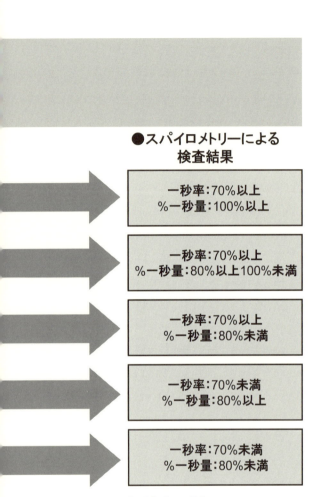

スパイロメトリーの結果に対応して表示されるコメント

●評価コメント	●詳細コメント
異常なし	肺疾患の可能性は低いです。同性同年代の平均値に比べて数値が良く、今後も定期的な呼吸機能検査を続けて健康を維持してください
境界領域（現時点では異常なし）	同性同年代の平均値に比べ数値がやや悪く、今後も定期的な呼吸機能検査を続ける必要があります
肺疾患の疑い <要精検>	COPDの可能性は低いですが、同性同年代の平均値に比べて数値が悪く、他の肺疾患の疑いがあります。専門医による再検査が必要です
COPDの疑い <要経過観察/生活改善>	軽症COPDの疑い。現段階で自覚症状が無くても放置すると重症化する恐れがあります。専門医による再検査が必要です
COPDの疑い <要医療/精検>	中等症以上のCOPDの疑い。専門医による再検査が必須です。適切な治療を早期に行う事で症状を改善し、疾患の進行を抑制する事ができます

に内臓を刺激することになります。この横隔膜を下げることによる内臓の刺激が、健康にとてもよいのです。

横隔膜、腹筋を使っての呼吸が、腹式呼吸と呼ばれている

横隔膜を下げることによって胸腔を拡げ、大きく息を吸ったならば、今度は横隔膜を上げて胸腔を狭くし、息を吐き出さなければなりません。横隔膜を元の位置に戻す（上げる）ためには、腹筋を収縮させなければならないわけですが、そのことにより横隔膜とともに内臓も上昇させることになり、これもまた健康によいのです。

この大脳皮質の指令による意識的な呼吸は、横隔膜、腹筋を、とくによく使う呼吸であり、腹腔が呼吸しているわけではないのですが、あたかも腹で呼吸しているように感じられるため、腹式呼吸と呼ばれています。

歌を唄ううえで、腹式呼吸の習得が必須なのは、腹式呼吸をしないで（横隔膜を下げないで）胸腔を拡げようと胸郭を動かすと、喉の喉頭懸垂筋群、声帯内筋に過度で余計な緊張を生み、いい声がでなくなります。そのうえ、息を吐きづらくなって、呼気の連続性が

損なわれ、ヘンなところでブレス（息継ぎ）をしなければならなくなります。腹式呼吸は、呼吸や喉頭の「支え」になるものであり、医学的にも「歌唱に腹式呼吸の習得は欠かせない」ということになります。

ハードロック系、アニメソングなどの唄いすぎにより、「過換気症候群」になることもある

激しい運動をしたときや興奮したときには、呼気吸気とも強いものになりますが、ゆっくりでもなければ静かでもありません。腹筋と横隔膜を十分に使った意識的な深呼吸は、呼気吸気ともに深いものになるとともに、ゆっくりとした静かなものになります。そうして、脳波のα波が変化して、落ち着くようになります。

交感神経の緊張も押さえられ、血圧が低くなり、皮膚の毛細血管が拡がって皮膚温度が上昇します。胃腸のはたらきが活発になり、唾液、胃液、インスリンの分泌が盛んになり、血糖値も低下します。

深呼吸法による腹筋、横隔膜の収縮には、内臓に対するマッサージ効果があり、内臓の

血液循環が良くなり、酸素や栄養分が十分に供給されるようになります。このとき、腹圧がかかることになるので、腹部大動脈が圧迫され、心臓への血液の戻りが良くなります。これは心臓循環器系すべてが活性化されることを意味します。

ただし、深呼吸をしすぎると、過換気症候群（Hyper Ventilation Syndrome。過呼吸により、手足や唇の痺れや動悸、目眩などの症状が引き起こされる心身症）となり、手足がしびれ、目眩（めまい）がおき、ひどいときには失神するケースもあります。これを防ぐためには、吸気は三秒、呼気は九～一二秒というように、息を吸うときよりも、吐くときの方を長くし、呼気吸気ともに静かにゆっくりするとよいでしょう。

アップテンポのハードロック系のものやアニメなどのなかには、続けて何曲も唄うと過換気症候群になってもおかしくないものも含まれています。そのため、カラオケで唄うときには、二、三曲にとどめ、十曲近くも連続して唄わないようにしましょう。それに、歌には好き嫌いがありますから、同じ人が、同じ傾向の曲を、十曲近くも連続して唄うことは遠慮したほうがよいでしょう。

健康カラオケのための基礎訓練としての腹式呼吸による深呼吸についても、続けて何十回もする必要はありません。時間にすれば、数分で十分です。長時間にならないようにするとともに、毎日行うことが大切です。

極美展文部科学大臣賞受賞（2019.9.30）
東京都美術館にて

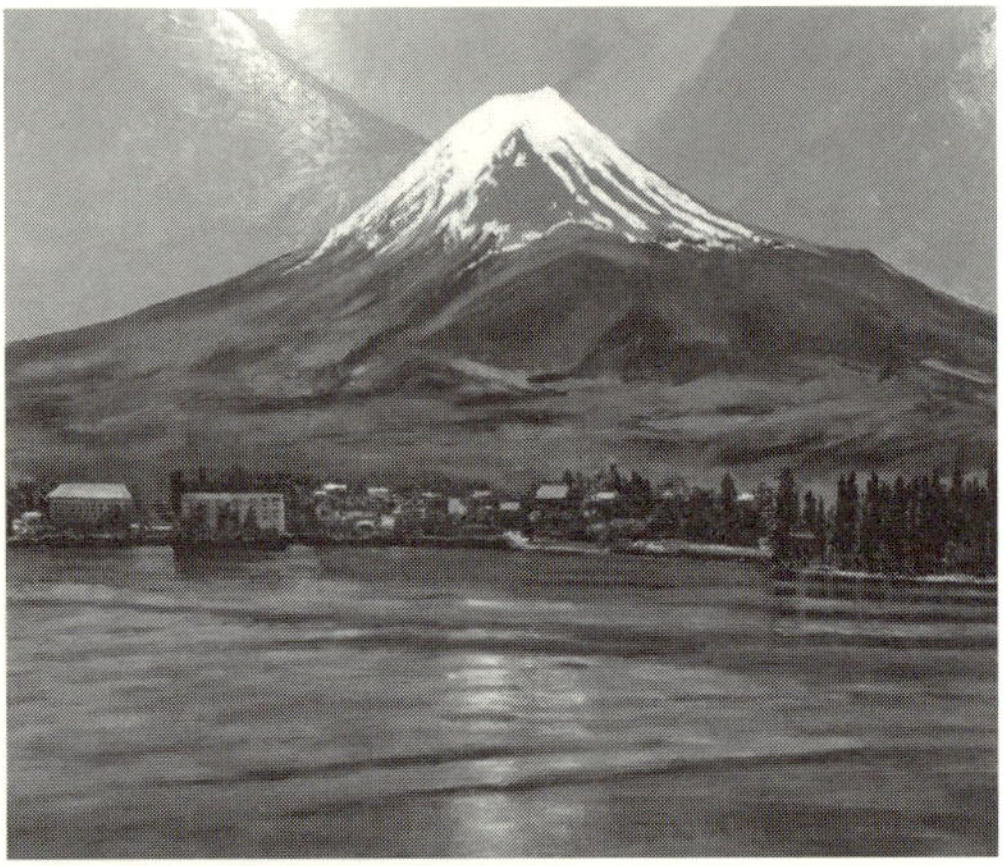

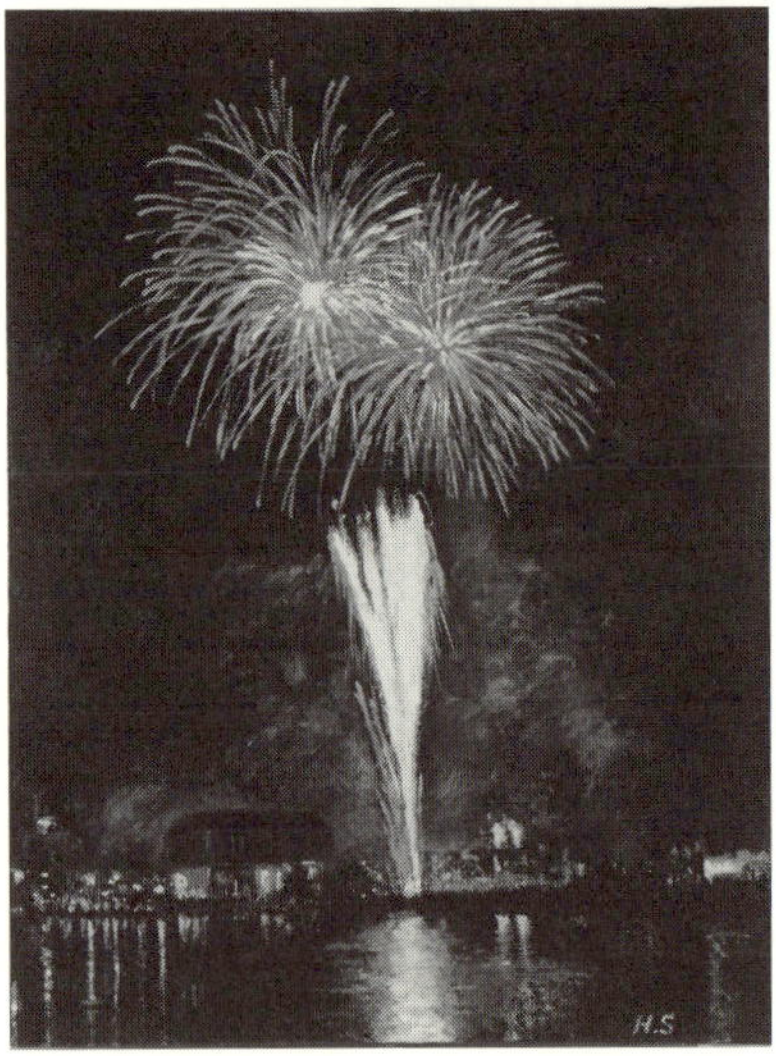

日本の誇れる象徴は「富士山」と「桜」であると思います。人々に「幸せを呼び」「幸福感」を伝えているからです。

日本の優しさを表わすものには「丁寧語」があります。「おもてなす文化」もあります。

台湾の人たちが優しく親切で丁寧なのは、台湾が日本であった時代の教育が根付いているからだとおもいます。

世界の平和を願ってやまず、東京オリンピックを機に日本の『おもてなし文化』を世界の人々に拡げましょう！

その思いを込めて、私は「フレーフレー東京・世界を一つに」を作詞しました。「周東寛　歌」で検索して是非ともユーチューブをご覧ください。

小生は４年前に世界遺産に登録された富士山の記念誌に掲載され選ばれた富士山の画家です。

南越谷健身会クリニック
院長　周東寛

第3章

肺炎、肺結核

ＣＯＰＤよりも古くて新しい肺の病気

高齢者の肺炎には、とくに注意が必要

誤嚥性肺炎が増えています

肺炎は肺胞にまで炎症がおよぶ病気であり、その症状はＣＯＰＤとよく似ています。肺炎の初期の症状は、かつては風邪に似ているといわれ、その印象から軽視されがちでした。しかし、肺炎は日本人の死亡原因の四位（ガン、虚血性心疾患、脳血管障害の次）にランクされる、あなどれない病気です。

肺炎をもたらすものは、肺炎球菌（細菌の一種）、インフルエンザウイルス、アデノウイルスなどのウイルスのほかに、マイコプラズマ（細菌とウイルスの中間の寄生性の微生物）やクラミジアなどの微生物もあります。それらのなかで、最も多いのは肺炎球菌による感染であり、全体の三分の一を占めています。

肺炎には、そのほかに次のような分け方もあります。

市中肺炎……日常の社会生活のなかで、だれでも罹る可能性のある肺炎
院内肺炎……病院などの医療機関で入院中に罹る肺炎
嚥下性肺炎…高齢者や大きな手術を受けたあとなどで体力が落ちている人が、誤って食べ物のカスなどを気管に吸い込むことによって誘発される肺炎

これらのうち最近とくに注目されているのは、嚥下性肺炎のなかの誤嚥性肺炎です。誤嚥とは「誤った嚥下」ということで、食べたものを間違って気管に入れてしまうことです。唾液や胃液を気管に入れてしまうことも誤嚥であり、これも肺炎の原因になります。

目が覚めているときに、食べたものが気管に入ると、すぐにむせてしまいます。しかし、眠っているときはどうでしょうか。しかも、食べたものではなく唾液を少しずつだとどうでしょうか。

なかなか気付きませんね。それが高齢者だとなおさらです。実際にも高齢者が寝ているときに少しずつ唾液を気管に入れてしまって、それがおもな原因で肺炎になっている人が増えています。これまでにも多かったのが、寝ているときの唾液が肺炎の原因だとわかってきたということかもしれません。

予防方法としては、寝る前にうがいと歯磨きをすることです。これを徹底してください。誤嚥してしまって、肺炎菌が気管から肺に入ってしまうと、抗生物質を用いて治療しますが、菌が薬に対して抵抗力をもってしまっていることが多く、容易ではありません。そのためステロイドを用いることもあります。

さらに症状が進んでいて、うまく呼吸することができず、酸欠（酸素欠乏）状態になっているときには酸素吸入をしたり、人工呼吸器を装着してもらったりすることもあります。

まずは加齢にともない嚥下障害が増えます

私たちが食事をするとき、歯で食べたものを砕き、唾液と混ぜます。次に舌で口の奥に送り込みます。

すると、軟口蓋（奥の天井のところ）と喉頭蓋が閉じます。軟口蓋が鼻腔を塞ぎ、喉頭蓋が気管にフタをするわけです。そうなると、食べたものは食道に降り、スムーズに胃へと行くことになります。この一連の動きがうまくいかなくなるのが、嚥下障害です。

食べづらい、飲みこみづらい
食べるのに時間がかかる
食べている最中にむせたり、咳き込んだりしてしまう
よだれが出る
食べたものが逆流してくることがある
胃液が口の中に逆流してくることがある
口の中が乾燥することがある

これらの症状があると、嚥下障害を疑ってみてください。

嚥下障害の予防法

食事をするときは、椅子の背もたれにもたれかかったりせず、前かがみの姿勢になりましょう。ベッドで食事をするときも、後ろにもたれかかるのを止めましょう。

後ろにもたれかかっていると、気道に至る気管のふたが閉まるに前に、食べ物が落ちてくる危険性があります。そうなると途端にむせることになります。むせることによって、食べたものや飲んだものを、押し返そうとするわけです。

食べ物、飲み物を置くテーブルが高くはないですか。テーブルが高いと、前かがみの姿勢を取ることが難しくなります。

椅子が高くないですか。椅子が高くても前かがみの姿勢をとりにくくなります。つま先だけではなく、かかとまでしっかり床に着くように椅子を調整してください。

椅子には深く腰掛けましょう。深く腰掛けて背筋を伸ばすのは、座るときの基本です。食事をするときも椅子には深く腰掛けてください。そして両足を合わせつけて座ってください。おのずと座り姿勢がよくなり、背筋が伸びてきます。背筋が真っ直ぐに伸びても、前かがみの姿勢になることを忘れないでください。

背筋を真っ直ぐに伸ばしての前かがみが難しいようでしたら、背筋を真っ直ぐに伸ばすことよりも前かがみになることを優先させてください。

それでも、前かがみの姿勢になることが難しいようでしたら、椅子の背もたれと背中の間にクッションなどを入れてもよいでしょう。

嚥下障害予防体操

嚥下障害予防体操は、肺炎予防にも有効です。

舌の体操
舌を下に出し、引っ込める。これを3回行なう。
舌を上にだし、引っ込める。これも3回行なう。
舌を出し右に動かす。これを3回行なう。
舌を出し左に動かす。これも3回行なう。

首の体操
首をゆっくり右に傾ける。
正面に戻して、今度は首をゆっくり左に傾ける。
これを1セットとし、3セット行なう。
次に首をゆっくり回す。

これも3セット行なう。
最後にツバをゴックンと飲みこむ。

高齢者に多い私の造語「無熱性肺炎」

肺炎の症状は、咳、発熱、呼吸や脈が速くなる、胸痛、呼吸困難、膿のような痰が出るなどですが、それらの症状が風邪のときよりはるかに重いので、症状の重いときは、肺炎を疑う必要があります。

一般的には、高熱が長く続いて呼吸がつらいときというのが、肺炎の症状とされていますが、熱があまり出ない肺炎もあるので（私はこれを「無熱性肺炎」と名付けました）、高熱が続かないから肺炎ではないと決めるべきではありません。

「無熱性肺炎」は熱がなく、または熱が消えてもCTス

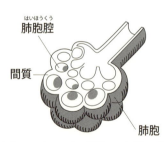

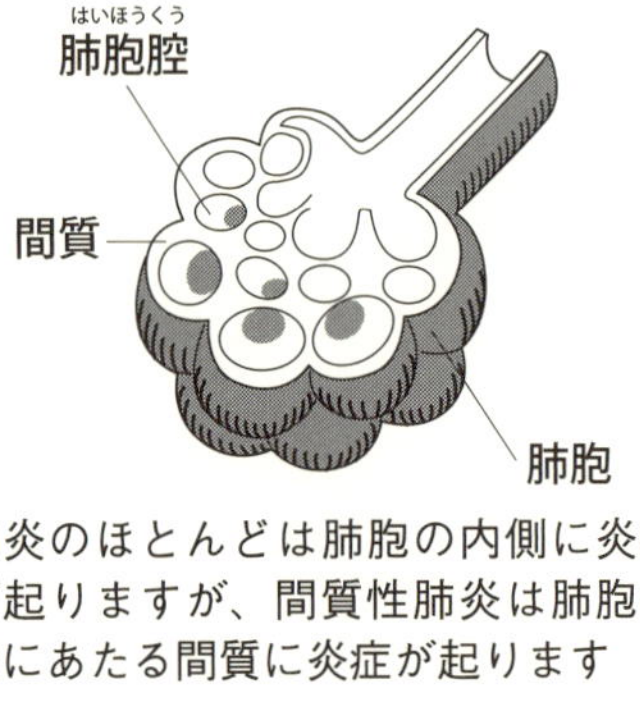

肺炎のほとんどは肺胞の内側に炎症が起りますが、間質性肺炎は肺胞の壁にあたる間質に炎症が起ります

キャンでは肺胞異常数が存在している肺炎をいいますが、「無熱性肺炎」は高齢者に多く、「マイコプラズマ肺炎」は子どもに多いといえます。

呼吸が苦しく、痰の出ない空咳（からぜき）がしつこく続くといった症状のあるときは、間質性肺炎（かんしつせいはいえん）の可能性があります。間質性肺炎は肺線維症（はいせんいしょう）とも呼ばれていて、肺胞の外側を囲む「間質」に炎症がおきる疾患です。

間質が炎症を起こすと、間質内に存在する「線維芽細胞」（医学上、生物体内の繊維は線維と表記されます）が、障害を受けた細胞を修復しようと増殖し、線維化して厚くなり肺胞を圧迫して変形させます。間質性肺炎が肺線維症とも呼ばれているのは、そのためです。

線維芽細胞が間質内で増殖して、文字通り線維化し、肺胞を圧迫するまでになるのは、間質じたいが線維化してしまったならば、もう元にもどることはないためです。他方、線維化した間質の圧迫を受け続けた肺胞は、しだいに弾力性を失って硬くなり、機能障害を起こし始めます。

私はこの線維化の亢進に対して、小児も販用できるアレルギー改善薬トランラストによる治療を行っています。弱いながら有効です。

線維芽細胞が間質内で増殖したときには、間質を線維化し、肺胞を圧迫する悪いはたらきをすることになりますが、線維芽細胞は、結合組織を構成するなくてはならない細胞の一つです。皮膚の抗老化、若返りになくてはならないコラーゲン、エラスチン、ヒアルロン酸などの真皮を形成する成分を作り出しているのも、線維芽細胞です。

またコラーゲンは、一〇〇〇個のアミノ酸が三列になって形成されますが、そのときにはビタミンCが必須です。タバコはそのビタミンCを破壊する強い作用をもっています。そのため、喫煙はシワの原因にもなります。

過敏性肺炎、薬剤肺炎、膠原病肺炎、原因のはっきりしない突発性間質性肺炎

間質性肺炎のなかで、最もよく知られているのは、アレルギーによってもたらされる「過敏性肺炎」（＝アレルギー性肺炎）です。過敏性肺炎の抗原としては、真菌（カビ）、有機粉塵（ゆうきふんじん）、鳥の糞などがあります。これらを反復吸入することによって、肺の間質（かんしつ）が炎症を起こしますが、感染症ではありません。

過敏性肺炎は、男女問わず、あらゆる年齢層にみられ、急性と慢性の二種類があります。急性タイプは、原因抗原から離れることで回復します。慢性タイプは、病変と症状が継続

し、進行することがあります。

日本では、家の中の環境に存在するトリコスポロンという真菌の一種が、抗原となる過敏性肺炎がもっとも多く、患者さんの約七〇%を占めています。夏を中心に春から秋にかけて多く発生することから、夏型過敏性肺炎とも呼ばれています。暑さと関係があるようで、北海道では比較的少ないタイプです。

そのほか、薬剤によって起きる「薬剤肺炎」、膠原病が原因の「膠原病肺炎」、金属や鉱物の粉を吸い込むことにより発症する「塵肺（じんぱい）」などもあります。

間質性肺炎の中で、最も多いのは原因のはっきりしない「突発性間質性肺炎」です。これは、五〇～六〇歳代の男性に多く、肺ガンの発生率が高くなるため、とくに注意が必要です。

突発性間質性肺炎には、ステロイド薬や免疫抑制薬を組み合わせた薬物治療を行ないます。そのさなかに風邪などをひくと、急激に症状が悪化するので、アズノール液で毎日うがいを励行し、無理をしない生活をする必要があります。呼吸困難になったときには、在宅酸素療法を行うこともあります。

肺内免疫力が細菌やウイルスに負けてしまったとき肺炎に

肺炎とは、さまざまな病原菌に感染することによって「肺」に「炎」症が起こった状態のことです。病原菌の種類は多く、私たちは少なからず肺炎の原因菌を吸い込んでいると思った方がよいでしょう。

それというのも、病原菌のまったくない無菌状態をつくることは、普通に生活しているときには不可能だからです。私たちは、どれほど清潔にしていても、鼻や口から体によい酸素のほかに、さまざまな細菌やウイルスを、毎日吸い込んでいるのです。

それにもかかわらず、みんなが病気になるわけではないのは、吸い込んだ細菌やウイルスを、その都度肺の浄化作用がはたらいて、外部に出したり、免疫細胞がやっつけてくれたりしているからです。

それが、睡眠不足やストレス、過労などで免疫力が落ちたり、加齢により体力が低下していたりしたときに、吸い込んだ細菌やウイルスに負けて、病気になってしまうのです。

肺炎に罹患するときのメカニズムも、基本的には同じです。肺炎の原因となる細菌やウイルスが、呼吸をするときに鼻や口から身体の中に侵入します。健康な人は、喉のあたりで素早くそれらの細菌やウイルスを排除してしまうのですが、風邪などをひいて喉が炎症をおこしていたりすると、細菌やウイルスが喉を素通りして肺に入ってしまいます。それには、喉の周囲の筋力低下や喉頭蓋の機能低下、喉周囲の粘膜の反射などが関わっています。

そうして、細菌やウイルスが肺に入ってしまっても、すべての人が肺炎になってしまうわけではありません。肺でも喉のときと同じことが起きます。

肺にも免疫力があるので、肺に細菌やウイルスが入ってきても、肺の免疫力の方が上回っていたならば、肺炎にはなりません。肺の免疫力が弱っていて、細菌やウイルスに負けたときに、肺が炎症を起こし、肺炎になってしまうのです。

以上のことから、毎日うがいをして喉の周囲を清潔にすることと、喉の周囲の筋力を低下させないことが、肺炎の強力な予防策となります。

嚥下予防体操（71～72頁）は、肺炎予防にも有効です。

気管支呼吸音、水泡音があり、打診時に濁音があったときは肺炎

肺炎の症状としては、咳、発熱、悪寒、胸痛、喀痰、呼吸困難などがありますが、高齢者のなかには、食欲不振や元気がないなどの症状のみが前面に出る場合があります。高齢者の場合、咳、発熱、悪寒、胸痛、喀痰、呼吸困難などの肺炎の症状がないから肺炎ではないと、決めつけてはなりません。しかも、高齢者が肺炎で死亡するケースは非常に多いので、高齢者の肺炎にはとくに注意が必要です。

浅くて早い呼吸を頻呼吸、早い脈を頻脈といいますが、この頻呼吸、頻脈が、肺炎のおもな身体所見です。聴診器を当てると、病変部分については肺胞呼吸音が減弱し、気管支呼吸音や水泡音が認められます。

医師が患者さんをポンポンと打診することがありますが、この打診で濁音が認められたときは、肺炎の疑いがあります。

唇や爪が青黒くなるチアノーゼは、肺炎がひどくなったときに認められる症状です。

それらのほかに患者さんに問診なども行い、総合的に判断をして肺炎の疑いがあったときには、通常胸部X線検査と血液検査を行います。この検査は、肺炎であるかどうかを確

かめるとともに、重症度を判定し、病原菌を検索するためのものでもあります。

重症の肺炎であることが分ったときには、入院治療となり、抗菌薬も経口剤ではなく点滴剤となります。しかし、ＣＴスキャンでみると明らかに肺炎像があるうえに、以上のような症状もありながら、熱のない状態の肺炎があります。

その肺炎を私は「無熱性肺炎」と名付け、学会発表もしたのですが、この「無熱性肺炎」が抗生剤投与によってすっかり改善することがよくあります。

そのため、明らかに肺炎の症状があって、肺炎と診断をしても、安易に吸入ステロイドのみの治療ですませないことです。とくにもともと喘息やＣＯＰＤをもつ患者さんが「無熱性肺炎」に罹ったときには、肺のＣＴスキャンをとってよく確かめ、適切な抗菌剤投与をするなどの治療をしてほしいと思います。

ジョギングにはマスクで鳥クラミジア対策を

肺炎は肺に吸入された病原菌、菌に感染した環境などによって呼び名が異なります。細菌性肺炎は、肺炎球菌、インフルエンザ菌、黄色ブドウ球菌など一般細菌による肺炎で、通常の社会生活を送っている人によく見られます。単独感染肺炎は、おもにこの三つの細菌によるものです。

細菌以外による肺炎としては、マイコプラズマ肺炎、クラミジア肺炎、レジオネラ肺炎などの病原体によるものがあります。二種類の菌による混合感染では、クラミジア肺炎がもっとも多く、併発しているケースが多いと報告されています。

クラミジアのなかには、鳥類からヒトに感染して肺炎を引き起こす病原体があります。この病原体は、オウムを主とする外来のトリに接触したヒトに肺炎が発症したことから、オウム病と名付けられ、その病原体はオウム病クラミジアと名付けられました。

鳥類は、クラミジアを保有している状態が自然であるので、鳥との接触や飼育には注意が必要です。公園などをジョギングコースに選ぶときには、ハト対策のマスクが必要であることを、私は十数年近くも前から警告しています。

神社仏閣や公園に生息するハト類のクラミジア保有率は非常に高いと考えられていますが、それらのハトを感染源とするオウム病の報告は見当たりません。そのため、ヒトには感染しないとする見解もありますが、ヒトの場合、不顕性感染が多いのではないかとの意見も見られます。

不顕性感染とは、本人が気づかない感染状態をいいますが、保菌していることはたしかなので、周囲に感染を広げます。また通常は不顕性感染ですむところ、たまたま免疫力が低下していたことにより日和見感染してしまい、発症する患者さんが出てくる可能性があります。オウム病は、ミノマイシンをはじめとするテトラサイクリン系、クラリスロマイシン系、ニューキロノン系薬剤により治療することができます。しかし、的確に診断できなかったり、診断を誤ったりしたときには慢性化し、最悪の場合、死に至ることもあります。公園や自宅において、鳥類との接触に注意を払うとともに、小さな症状も見逃さず受診することをお勧めします。

マイコプラズマ肺炎は、オリンピック病？

マイコプラズマ肺炎の流行により、テレビなどでコメントする機会が増えました。ただし、テレビなどでは放映される時間は限られているので、詳しく説明するには至りませんでした。そこで、テレビでは放映されなかったマイコプラズマ肺炎の重要な点を述べさせていただきます。

マイコプラズマ肺炎は、かつては「オリンピック病」と呼ばれていました。それは、マイコプラズマ肺炎とオリンピックに因果関係があったわけではなく、マイコプラズマ肺炎は四年周期で流行し、それがたまたまオリンピック開催の年と重なっていたためです。その四年周期の流行というのが、九〇年代に入ってからはこわれてしまい、二〇〇〇年以降は発生数が毎年増加傾向を示しています。

肺炎の原因菌としては肺炎球菌がよく知られていますが、その次に多いのがこれもよく知られるようになったマイコプラズマです。

マイコプラズマは微生物の一種です。ウィルスよりも大きく細菌よりは小さく、ウィルスにも細菌にもない性質を持っています。ウィルスというのはヒトの細胞の中でしか増えませんが、マイコプラズマは栄養さえあればヒトの細胞外でも増えます。

また、細菌は外側が膜のような壁で覆われていますが、マイコプラズマにはそのような壁はありません。そのためペニシリン、セフェム系などの抗生物質の多くは効果がありません。それらの抗生物質は、細菌にある壁を壊して細菌を殺すのですが、マイコプラズマにはもともと壁がないからです。

マイコプラズマ肺炎は、マイコプラズマが肺に感染したもの

マイコプラズマは、おもに気道に感染します。そのほか咽喉、気管支、肺に感染することもあります。

咽頭に感染したとき………咽頭炎
気管支に感染したとき……気管支炎、
肺に感染したとき…………マイコプラズマ肺炎

マイコプラズマ肺炎になると、喉（のど）が痛くなり、鼻水、鼻づまりなどをともなうこともあり、37℃程度の微熱があったり、39℃以上の高熱があったりします。痰のからむ咳が出ることもあります。マイコプラズマ肺炎の咳は、熱がひいたあと一ヶ月近く続くこともあります。

患者さんに、もともと喘息があると、その喘息は悪化します。呼吸をするときには、ゴロゴロ、ヒューヒューといった喘鳴（ぜいめい）を発することもあります。

喘息では気管支拡張薬であるテオフィリン（一般名）のテオドール（商品名）、テオロング（商品名）、アミノフィリン（商品名）などを用いますが、それらはマイコプラズマ肺炎に効く抗生剤と相互作用（相互に影響を及ぼし合う）をもつため、使用するにあたっては医師の注意を守るようにしましょう。

「喘息」「咳喘息」という診断だったが、じつはクラミジア肺炎だった

ここ数年のマイコプラズマ肺炎のとても急な流行により、私のところのクリニックにも患者さんが殺到しました。熱が消えて数ヶ月間咳が止まらない人に、よく調べると肺炎の陰影があって、その原因はマイコプラズマ肺炎でした。

マイコプラズマ肺炎のほかに、クラミジア肺炎も熱がなくなっても咳が数カ月も続くことがあります。患者さんの中には、クラミジア肺炎だったのに、「喘息」だとか「咳喘息」と何年も誤診され続けた方がいらっしゃいました。

クラミジア肺炎は、たしかにわかりにくいので、誤診は無理もないことです。しかし、「喘息」や「咳喘息」の治療をずうっと続けていて、一向に改善しないときには、別の疾病を

疑うべきでしょう。

それにもかかわらず、ずうっと「喘息」や「咳喘息」の治療を続けていて、何年経っても治らないので、私のところにこられて、はじめてクラミジア肺炎であったことがわかったわけです。

そうしたことが何度もあって、熱が消えてもずうっと咳が残る肺炎のあることに、私は気づきました。それを私は「無熱性肺炎」と名付け、二〇一〇年に次のように日本アレルギー学会で報告しました。その後、小児科学会もこの報告に賛同してくれました。

日本アレルギー学会に「無熱性肺炎」を報告

「乾いた咳がずっと続く」という複数の喘息患者さんの訴えがあり、詳しく調べたところ、喘息の陰に肺炎クラミジア感染による肺炎が隠れているということがありました。

クラミジアによる呼吸器感染症には、オウム病クラミジアによるオウム病や、クラミジア・トラコマチスの母子感染による新生児・乳児肺炎などもありますが、肺炎クラミジア(Chlamydophila pneumoniae)による肺炎は、市中肺炎の約一割を占めています。

肺炎クラミジアの感染を疑うポイントとしては、一過性の熱か気がつかないくらいの熱があり、その後は発熱がないことと、咳が長く続くという二つをあげることができます。ウイルス感染による咳であれば、約二週間以内に改善するのが一般的です。そのため、これといった熱がなく（熱があっても三八度未満）、咳が二週間以上続くようであれば、肺炎クラミジアやマイコプラズマなど非細菌性の感染を疑う必要があります。

肺炎クラミジアやマイコプラズマなど非細菌性の感染は、単純X線では明白に炎症を確認できないことが多いのですが、ＣＴを撮ると肺炎像を確認することができます。

また肺炎クラミジア感染による炎症は、肺炎よりも上気道炎の方が多く、このケースでは胸部のＣＴを撮っても肺炎は見つかりません。

日和見感染

健康なヒトや動物の場合、弱毒微生物、非病原微生物、平素無害菌などでは、感染症を引き起こすことはありません。しかし、なんらかの理由で免疫力が大きく落ちているときには、これらのものでも感染症を引き起こすことがあり、そのときの感染を日和見感染と呼んでいます。

日和見感染症は、感染症を引き起こす病原体よりも宿主側（ヒトや動物）に多くの要因があり、病原体は複数の微生物であることが多く、特定しにくいとされています。

日和見感染症でよく知られているのは、ガンの患者さんです。そのほか、血液疾患や代謝不全の患者さん、種々の薬剤投与などによって生体防御の仕組みが低下している患者さんなども、常在している微生物によって二次的な感染がよく起きます。

日和見感染を引き起こす細菌には、大腸菌、肺炎桿菌、エンテロバクター、セラチア、プロテウス、ヘモフィルス、シュードモナス、表皮ブドウ球菌、バクテロイデスなどがあります。真菌には、カンジダ、アスペルギルス、ノカルジア、クリプトコッカスがあります。トキソプラズマなどの原虫、ヘルペスウイルスなどのウイルス、赤痢アメーバ、トリコモナスなどによっても、感染症は引き起こされます。

肺炎だと気づかないで治療してはなりません

第一に、咳が止まらないことで、「咳喘息」や「喘息」と決めてしまって、ステロイド治療をしてしまうと、肺炎が悪化します。咳が止まらないからといって、「咳

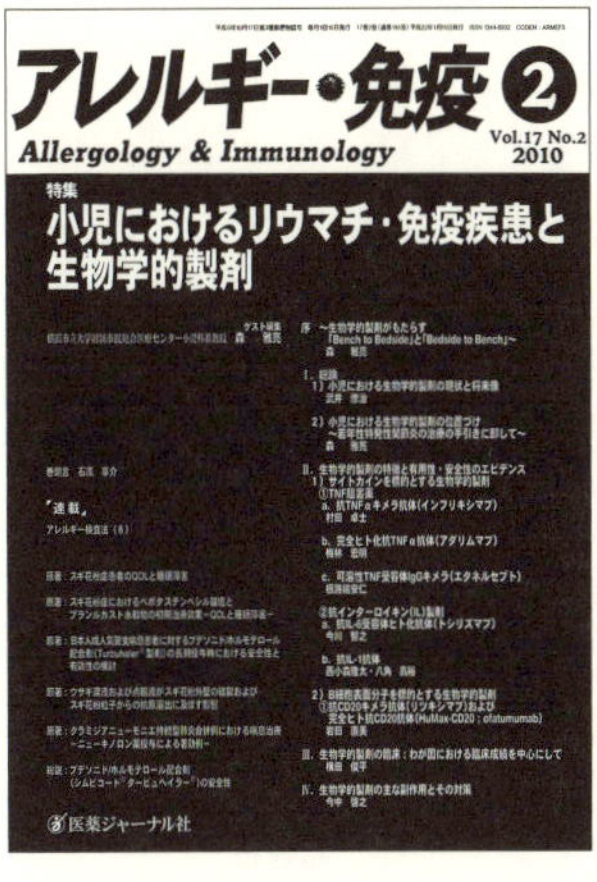

クラミジア肺炎と喘息については、以下のタイトルで、2010年に学会発表をし、『アレルギー・免疫２』（医薬ジャーナル社）に掲載されました。
「クラミジアニューモニエ持続型肺炎合併症例における喘息治療――ニューキノロン薬投与による著効例」

喘息」や「喘息」と、安易に決めてしまわないことです。もっとよく調べて確定診断をする必要があります。

たとえば、喘息の患者さんが、マイコプラズマ肺炎に罹るというケースもあります。それを「喘息の悪化」と見なして、ステロイド剤を増量したりすると、マイコプラズマ肺炎を悪化させてしまうことになります。

そうしたことで、肺炎であるにもかかわらず肺炎の治療をしなければ、肺炎はなかなか治らず長引いてしまいます。さらに二次感染して肺炎を悪化させて死に至るケースも出てきます。

さらに、肺炎が長引けば、肺炎で死には至らなくても、肺機能が著しく低下したり、他の強くて怖い肺炎である肺炎球菌肺炎やインフルエンザ菌肺炎などに罹ったりしてしまうケースもあります。

マイコプラズマ肺炎は、一度罹ると免疫がついてもう安心ということにはならず、何度も感染する危険性があります。

咳が長引いたときには、喘息とともに、マイコプラズマ肺炎やクラミジア肺炎などもチェックして、健康管理に留意してください。今日のように医療が進歩した世界では、健康に注意をし、病気の早期発見と正しい対応をしさえすれば、必ず治ります。

Dr．周東の気がかり

喘息の診断とその診断を踏まえての治療法の決定は、とても重要です。喘息様咳嗽（がいそう）についても、肺炎の有無を踏まえて正しく治療しなければ、生命体に悪となります。医師も患者さんも要注意です。

ＣＯＰＤと喘息の合併の診断も重要です。治療不足により慢性化し、活動力が低下し、他の生活習慣病との合併に及んでしまうこともあります。

肺炎球菌ワクチン・プレベナーの6ヶ月後にニューモバックスを接種し、1年後にもう一度ニューモバックスを接種すれば完璧だといわれています

日常生活で感染する肺炎の原因菌は肺炎球菌が最も多く、肺炎球菌ワクチンを接種する

ことにより、肺炎を予防することができます。

肺炎球菌ワクチンには、ニューモバックスとプレベナーの二種類があります。

肺炎球菌は莢膜（きょうまく）という膜で守られていて、その莢膜の性質により九〇種類以上の肺炎球菌が存在しています。そのうち肺炎の原因になるものは三〇種類ほどであり、ニューモバックスはそのうちの二三種類の肺炎球菌に対して予防効果を発揮し、プレベナーは一三種類の肺炎球菌に対して予防効果を発揮します。

二〇一四年九月にＡＣＩＰ（米国予防接種諮問委員会）より、次のようなニューモバックスとプレベナーの併用が推奨されました。

プレベナーを先に接種し、六～十二ヶ月の間隔を空けてからニューモバックスを接種する。ただし、二つのワクチンを接種する間隔は一年以上空けること。

成人においては、プレベナーとニューモバックスをともに接種することにより、最も高い予防効果が得られることについては、エビデンスがあります。

プレベナー（13価）を先行して接種し、六ヶ月後にニューモバックス（23価）を接種し、その一年後にもう一度ニューモバックスを接種すれば完璧だといわれています。

すでにニューモバックス（23価）を接種して一年以上経過しているならば、プレベナー

（13価）を接種し、六ヶ月後以降に再びニューモバックス（23価）を接種すればよりよいともいわれています。

肺炎予防のためにトイレは蓋をしてから水を流そう

日本人の死亡原因の第四位は肺炎です。肺炎で死ぬなんて想像もできないかもしれませんが、じつはおおありなのです。加齢に伴って内臓が小さくなっていきます。肺の機能は、そのスピードよりもさらに早く衰えていくようです。そのため、加齢に伴い限界ぎりぎりのところで、呼吸をするようになります。

そうして、ついには肺の機能が限界に達し、肺炎になってしまうわけです。それを「老人性肺炎」と呼んでいます。しかし、それ以外にも肺炎を誘発する強烈なものがあることがわかってきました。

それは、膀胱炎です。膀胱炎は、尿に細菌が繁殖して膀胱が炎症を起こす病気です。膀胱と肺とはずいぶん離れているので、膀胱炎は肺炎にはつながらないように思われていますが、じつはつながるのです。

そのようなこともあるのではないかと、私は膀胱炎の患者さんの尿を培養しました。すると、百CC(dl)の尿中に十万個から一千万個もの菌が検出されました。膀胱炎の患者さんの膀胱に巣くっていたのは、次のような菌でした。

1大腸菌
2溶連菌……感染力の強い菌で、溶連菌感染症になると喉の痛みがひどく、吐きけ、頭痛、腹痛、筋肉痛、関節痛などを発症します
3肺炎桿菌……肺炎球菌よりも毒性が強い
4インフルエンザ菌
5クレブシエラ菌……クレブシエラ菌の感染による肺炎は、とくにクレブシエラ肺炎と呼ばれています。重症化しやすい肺炎です
6ブドウ球菌

膀胱炎を発症している患者さんは、これらの菌に感染しているので、内服薬を投与しますが、ひどいケースでは点滴をしています。それほどまでしなければならないことが、し

ばしばあります。

さて、膀胱炎と肺炎がどこでつながるかというと、それはトイレです。膀胱炎の患者さんが、トイレで用をすまし、水を流します。そのとき、便器の蓋が開いていると、右記の菌が舞い上がってしまうようです。

水洗トイレの水流はけっこうな勢いがあり、菌が水のしぶきにのって舞い上がり、空気中を浮遊し、口腔や鼻から気道に吸われてしまうわけです。

そのことを確かめるために、患者さんの喉の「拭い液」を検査してみました。すると、口腔内に尿中菌が存在していたのです。尿のなかにあった菌が、口腔内にもあったわけですから、移ってきた場所はトイレでしょう。

肺炎桿菌、クレブシエラ菌は、ずばり肺炎をもたらす原因菌です。膀胱炎が比較的軽症で、感染菌の量が少なかったときには、肺炎にはならないでしょうが、それでも鼻、口腔、のど、気管支などに炎症が起きるに違いありません。

トイレで菌を含んだ水のしぶきが肌にかかれば、ニキビやアトピーなどの皮膚炎を悪化させることにもなります。

軽いインフルエンザや軽い肺炎を放っておくと、次に重い肺炎球菌、肺炎桿菌などの二次性肺炎で死亡することもあります。最初が肝腎です。かからないように予防し、軽症のうちに治療をして完治させましょう。

私はさっそく次のような文章を、クリニックの壁に貼りました。

Dr 周東からの提案！！　新しい習慣～肺炎予防～

（2015年）

「排尿・排便をしたら蓋をしてから水を流そうではないか！！」

トイレで水を流すとしぶきが上がり空気中に細菌が孫悟空のように浮遊して口腔や鼻から気道に吸われ鼻炎や肺炎になりやすい。
「特に今話題の肺炎は死亡率原因３位、予防の為にトイレの蓋をしてから水を流すよう習慣化しましょう」
今は予防の時代だ！

「膀胱炎が肺炎になる？　その一因とは！！」

先にも述べたが、今年は肺炎が死亡原因の3位、
「これは膀胱炎と肺炎とが関係している？」
Ｄｒ．周東がこのことを発見しその一因について提言している。
尿に細菌が繁殖して「膀胱炎」になることは知られている。
症状は頻尿（尿の回数が増える）、排尿時痛。
ひどくなると腎盂炎、腎盂腎炎に及ぶ。
Ｄｒ．周東が膀胱炎の患者さんの尿を培養するとなんと尿中に10万個から1000万個の菌が検出された。
内服薬を投与するが、ひどい人には点滴まですることがしばしばある
その菌は
　Ｎｏ.１が大腸菌
　Ｎｏ.２が溶連菌
　Ｎｏ.３が肺炎球菌
　Ｎｏ.４がインフルエンザ菌
　Ｎｏ.５がクレブシエラ菌などだった。
ところが、患者さんの喉を合わせて検査したところ
尿中菌が口腔内に存在しているのがわかった。
これが「肺炎の一因になっている」に間違いない。

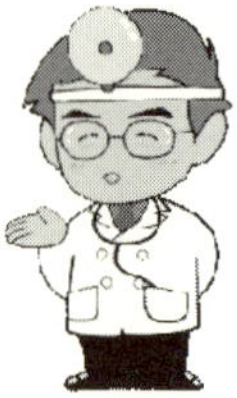

肺結核が、また流行りだしている

結核菌がゲノム解読されたにもかかわらず肺結核が増えている

肺結核は、かつては肺病と呼ばれ、罹患すれば治らない不治の病とされていました。肺病の前には労咳（ろうがい）と呼ばれ、新撰組の美男剣士・沖田総司がこの病でした。

そのように昔からあった肺結核は、昭和二五（一九五〇）年ごろまで日本人の死亡原因のトップであり続けました。昭和二五年には死亡者一二万一七六九人、死亡原因一位であった結核が、五年後の昭和三〇年には死亡者は半数以下の四万六七三五人、死亡原因は五位にまで改善され、昭和五五年には死亡者六四三九人、死亡原因は一三位にまで激減し、もはや「過去の病気」というような印象になりました。

コッホが結核菌を発見したのは一八八二年で、その後には特効薬も開発されたので、これは当然の成り行きともいえるものであり、最近の呼吸器を専門としない若い医師のなかには、肺結核を見たことがないというようなこともあるほどです。

その一時は過去の病気となり、撲滅宣言のようなこともなされた肺結核が、近年再び猛威を振るい始めています。分子生物学の進歩により、迅速に正確に結核菌の検出ができるようになり、一九九八年には結核菌の全ゲノムが解読されたにもかかわらず、増え始めているのです。

肺結核の患者さんがほとんどいなくなったため集団感染が頻発

世界では毎年一〇〇〇万人近くの人が発病し、四〇〇〇万人近くもの患者さんが死亡しています。結核は世界で最大の成人の感染症となっています。

日本で結核の患者さんが前年よりも増加したのは、一九九七年のことであり、じつに三八年ぶりのことでした。このころから顕著になり始めた結核の増加は、戦後に結核患者さんがほとんどいなくなったことと深い関わりがあります。

戦後に結核の患者さんがほとんどいなくなってしまったことにより、それ以降に生れてきた人に、結核に対する免疫がなくなってしまったのです。若いころに結核が蔓延していて免疫をもっている方は、現在は高齢者です。結核菌に対する免疫をもっている人は結核に感染しても発病しません。しかし、結核菌に感染しているわけですから、体内に結核菌はあります。

そのことにより、さきに述べた「日和見感染」と同じようなことが起きるのです。既感染者については、再感染（再燃）をしても、多くの場合、体の中に菌を封じ込めた状態のまま、発病せずにすみます。しかし、このとき結核菌は、けっして死に絶えているわけではありません。結核菌は、既感染者の肺のなかに閉じ込められたまま生き続けて、他の病気などをきっかけに発病するケースが多く見られます。

それとともに、結核が蔓延していた時代に感染した人が、数十年経って発病するという既感染者の発病が、現在の日本での結核増加の大きな原因の一つになっています。既感染者が再発したときというのは、体の免疫力が低下しているときですから、既感染者の発病は重症化することが多くなります。しかも、結核が蔓延していた時代に感染した人は、現在高齢者ですから、この傾向はさらに顕著になっています。

既感染者はもちろんのこと、少しでも結核の疑いのあるときは、一刻も早く受診してください。最近はよい抗結核薬ができていて、かつてのように「不治の病」ではなくなっています。六カ月から一年近く服用する必要はありますが、改善され、治る病気になっています。咳が長引いたり、風邪のような症状が繰り返したりしたときには、できるだけ早く受診し、検査を受けてください。

ご高齢の既感染者が免疫力の低下により結核を発病すると、そのまわりにいる若い人には結核に対する免疫がないため、感染を受けてすぐに結核を発病してしまいます。その結核を発病した若い人が、学校や若い人の多い職場に行っていると、まわりはみんな結核に対する免疫がない人ばかりなので、あっというまに集団感染ということになります。

若い人の多い学校や、職場が狭かったり換気が悪かったりすると、集団感染に拍車が掛かります。

結核の接触者検診は、医師が保健所に届け出てはじめてスタート

結核にかかった可能性があったときには、できるだけ早く受診をしてください。結核が開放性であり、結核菌を排菌していたならば、まわりの人に結核をうつすことになります。家族も含めていまの若い人には結核の免疫がないので、あっというまにうつってしまいます。

結核菌を排菌している患者さんと密着するなどの接触があったときには、すぐさま受診

するとともに、保健所と連携して家族検診や接触者検診を行ってください。家族や接触者が感染している可能性が高いのに発病していない場合は、発病予防のためにイソニアジドなどを六カ月服用することになっています。

結核の接触者検診は、保健所が計画を立てて実施しますが、結核の排菌があると診断した医師が保健所に届け出て、はじめてスタートとなります。これは、結核予防法という法律で決められていて、医師は結核であるとの確定診断をしたならば、二日以内に保健所に届け出ることになっています。

空洞や排菌が認められたときには、入院医療費は公費に

結核の治療は、イソニアジド、リファンピシン、エタンブトール（またはストレプトマイシン）、ピラジナミドの四剤か、ピラジナミドを抜いた三剤で治療を開始します。そのことにより、半年から遅くても九カ月くらいで、普通の結核は治ります。

かなり重症の結核であったり、糖尿病などの合併症があったり、副作用のために必要な薬剤を投与できなかったり、患者さんに強い薬剤耐性（薬が効きにくい）があったりした

ときには、いくつかの難関を慎重に越えながらの治療になります。

患者さんの痰の中に結核菌が認められるときには、菌が消えるまで入院していただかなければなりません。そのほか血痰があったり、強い胸痛があったり、高熱を発していたりするときなども、入院が必要です。

排菌が認められたり、胸部X線写真で結核による空洞が認められたりしたときには、入院医療費は公費でまかなわれます。

再流行の結核菌のなかには百戦錬磨の多剤耐性結核菌も

結核のなかには、おもな治療薬であるイソニアジドとリファンピシンに耐性があり、両方とも効かないケースがあります。

抗酸菌が慢性化している方が結核を再発するときは、緑膿菌、肺炎クラミジア菌などの二次性肺炎を合併することが多いということもあります。

このような強い耐性をもつ結核菌による結核に対しては、イソニアジドとリファンピシン以外の結核菌に有効な薬剤とニューキノロン剤の組み合わせにより、治療します。結核菌に有効な他の薬剤については、私は四種類ほどを併用しています。

この多剤併用による治療は、東洋医学の処方にも通じるものであり、副作用が少なく安全なのが大きな特徴です。最近は、多剤耐性結核でなくても、多剤併用投与を行った方がよいと思われるケースが増えています。

多剤併用投与は、結核の方のほかにガンやＨＩＶ感染症でも、ずいぶん行われるようになってきています。最近では、とくにガンなど、そのガンに有効な薬から少しずつ作用の異なるものを選んで、いくつか組み合わせ使用するというのが、一般的といえるまでになってきています。

抗ガン剤は、副作用の強いことはよく知られていますが、一種類の抗ガン剤を大量に使うと、当然特定の副作用が強くでます。多剤併用を行った場合は、副作用を分散することができるうえに、上手に行えば薬同士による相乗効果が期待できるので、内科医としては腕の見せ所となるわけです。

結核に限らず、病気をしてたくさん薬を処方してもらっているのだが、どうしても効き目がよくないと思われる方は、一度専門医または私のところを受診してみてください。

多剤耐性結核菌の多くは、最初の治療が不十分だったり、治っていないのに治療を中断してしまったりしたことにより、誕生しています。

医師が処方した薬は、病気が治っていないのに服用しなくなるのはもっての外であり、病気が治ったとの体感があっても、決められた期間は服用してください。また病気が治ったかどうかについては、医師の診断をあおいでください。自覚症状のあるなしだけで、判断してはなりません。

入院患者が多剤耐性細菌アシネトバクターに院内感染

二〇一〇年九月に、多数の入院患者が院内感染し、過去最大規模の死亡者が出たと、マスコミで大きく報じられました。このときの抗生剤が効きにくい多剤耐性細菌はアシネトバクターで、感染者のほぼ全員が血液や腎臓などに重い病気を持っていたということです。

感染者の内訳は、三五〜九二歳の男性二七人、女性一九人で、六〇歳代以上が七割を超えていました。二〇〇九年五月が最初の感染例で、感染者は最終的に四六人に達し、うち二七人が二〇〇九年一〇月から二〇一〇年八月にかけて死亡したとのことです。

この二七人の死亡者のうち、院内感染との因果関係が疑われているのは九人で、因果関係は不明が六人、残る一二人は院内感染と死因に因果関係がないと見なしうるとのことです。感染者のうち三一人が同じ病院の一五～一七階に入院していて、散発的に入院患者さんから同じ菌が検出され、病院の感染制御部は「院内感染の可能性に注意を」との警告文書を出していたそうです。しかし、保健所に報告したのは九月になってからであり、東京都は「速やかに報告を行っていれば、適切な助言ができ、感染拡大を防止できた可能性も否定できない」と批判しました。

スーパー耐性菌でも早期に受診すれば大丈夫

多剤耐性細菌アシネトバクターへの院内感染により、多剤耐性菌への関心が高まったなか、ほとんどの抗菌剤が効かない新たな耐性菌（スーパー耐性菌）が国内で初めて検出されていたことが分かりました。そのスーパー耐性菌は、「ＮＤＭ1」（ＮＤはニューデリーの意味）と呼ばれる遺伝子を持つ耐性菌で、インド、パキスタンあたりで誕生し、欧米を中心に世界的な広がりを見せていて、識者の間では「日本上陸は、時間の問題」とされていました。世界保健機関（ＷＨＯ）からも、全世界に向けて「院内感染の予防と感染状況の監視」が呼びかけられていました。

アシネトバクターは、ありふれた菌ではありません。それに対して、大腸菌（環境中に存在するバクテリアの主要な種の一つであり、腸内細菌でもある）や肺炎桿菌（口腔や腸管の常在菌）は、どこにでもあるともいえる菌です。しかしながら、アシネトバクターよりも病原性が強く、これが多剤耐性菌になると、そうとうに恐ろしい事態になります。

大腸菌に感染すると、免疫力の落ちていない健康な人であっても膀胱（ぼうこう）炎や尿道炎を起こす恐れがあります。免疫力が落ちた人が感染すると敗血症などで死に至るケースもあります。

順天堂大の平松啓一教授（細菌学）は「アシネトバクターなどは院内感染に注意していればよかった。大腸菌などはより病原性が強く、健康な人にも感染が広まる可能性がある。誰もが持っている常在菌で抗菌剤が効かなくなるのは恐ろしいことだ」と指摘されました。

また東邦大の石井良和助教（医学細菌学）は、さらに問題なのは、抗菌剤への耐性が、より病原性の強い菌に移る可能性があることであり、「ＮＤＭ１は菌同士が接触することでうつる可能性がある。赤痢菌やサルモネラ菌は同じ人間の腸の中にいる細菌で、耐性遺伝子を獲得すれば大変なことになる」と指摘されました。

他方、国立感染症研究所の荒川宜親（よしちか）部長は、「健康な人ならばほぼ無害」と指摘され、「新型耐性菌に感染して膀胱炎などになっても、抗菌剤以外に治療法がある。感染症の症状が出たら早めに受診し、適正な治療を受けることが大事だ」と、さほど心配する必要はないとしておられます。

多剤耐性菌から、さらにスーパー耐性菌となり、病原性の強いものへと移行するとたいへんなことになるというのも、「健康な人ならばほぼ無害」で「抗菌剤以外に治療法がある」というのも、ポイントの置きかたが異なるだけで、両方正しい見解であるといえるでしょう。普段から食事、睡眠、休養、運動など健康に注意をし、うがい、手洗いをし、なんらかの症状が出たときには早めに受診し、適正な治療を受けることが、多剤耐性菌対策に限らず大事です。

結核の検査に、クォンティフェロンTB2G、Tスポットも使われている

結核の検査は、これまでツベルクリン反応とされていましたが、数年前からクォンティフェロン（QFT。QuantiFERON-TB2G）、Tスポットも使われるようになりました。

クォンティフェロンの一般名は「全血インターフェロンγ応答測定法（whole-blood interferon gamma release assay: IGRA）」であり、商品名はセレスティス社のクウォンティフェロン TB2G です。Tスポットはクォンティフェロンと同じ考え方であり、結果断定も類似しています。

結核菌に感染した人の白血球は、インターフェロンγというサイトカインを作り出すので、インターフェロンγ反応の強弱を検査し、結核に罹患しているかどうかの補助診断にするわけです。

ツベルクリン反応は結核に罹患していれば陽性反応となりますが、BCG を接種していても陽性反応となります。しかし、クウォンティフェロン TB2G、Tスポットだと、偽の陽性を排除する能力は九八～九九％にまで高まります。

同じ肺陰影でも、非定型拡散症があって確定診断をしがたいときに、クウォンティフェロン TB2G、Tスポットだと正確かつ短期で分かるので、学校検診に使われています。

肺炎MACについては抗MAC抗体を検査すればわかります。

肺炎の原因にも食道ガンの原因にもなり得る「逆流性食道炎」が増えている

逆流性食道炎は食道腺ガンを引き起こすこともある

逆流性食道炎とは、食べ物や胃酸が食道に逆流してきて、胸焼けなどの症状を起こすことです。胃には噴門がついているため、食べ物や胃酸は、通常は食道に逆流することはないのですが、何らかの原因（後に詳述）で噴門が開いたために、そのようなことが起きるのです。

この逆流性食道炎という病名も、これまで日本ではそれほどポピュラーではありませんでした。それというのも、日本にはあまり患者さんがいないと思われていたからです。しかし、欧米には逆流性食道炎の患者さんは多く、成人の四割近くにものぼるといわれています。

日本人には、ほんとうに逆流性食道炎の患者さんが少なかったのかというと、そうではないという意見もあります。逆流性食道炎の患者さんがいても、たんなる「胸焼け」ということで、病気であるとまでは思わなかった可能性があるからです。

逆流性食道炎は、欧米ではありふれた病気であり、日本でも「胸焼け」程度ということですまされていることが多いようですが、食べ物や胃酸がしょっちゅう逆流するのを放置していると、食道が炎症を起こすようになり、その炎症が慢性化すれば、食道ガンの原因になります。そのほか、喉が焼けて声が掠れたり、痛みがあらわれたりすることもあります。気道に入れば喘息のような咳をするようになります。

日本人の食道ガンは、九割以上が「扁平上皮ガン」ですが、最近は治療成績のきわめて悪い「食道の腺ガン」が増える傾向にあります。この「食道の腺ガン」を引き起こす原因になっているのが逆流性食道炎です。逆流性食道炎の可能性のある症状があれば、できるだけ早く受診し、暴飲暴食、早食い、食後すぐに横になるなどのことをすぐに改めてください。検査により、逆流性食道炎であることが分れば、服薬による治療に入るとともに、定期的に胃の内視鏡検査を受けてください。

猫背、腹肥満、内服薬の副作用でも、逆流性食道炎になることがあり、要指導となっています。

食道カンジタ症、ヘルペス食道炎、サイトメガロウイルス食道炎などもある

食道の粘膜が炎症をおこす食道炎の症状には、びらん（糜爛）と潰瘍の二種類があります。びらんとは爛（ただ）れるという意味で、内視鏡で見ると、粘膜の表面が欠損し、中心部分が白い苔のようになっていて、そのまわりの粘膜が赤くなっています。潰瘍は、粘膜の欠損が表面にとどまらず下の層にまで食い込んでいて、陥没した状態になっています。

食道に炎症を起こす病気としては、最も多いのは逆流性食道炎ですが、カビの一種の真菌による食道カンジタ症、ウイルスによるヘルペス食道炎、サイトメガロウイルス食道炎などもあります。

カンジタ症は、口の中にできることもあり、白っぽいコケのようなものが肉眼でも見えます。基本的には表面にカビがくっついているだけなので、指でひっかいてとることもできます。カンジタを取ったあとの表面が赤くなっているのは、それまでカンジタに侵されていたためです。

口内のカンジダが、食道から胃へ、さらには大腸にまで下りて繁殖することもあります。

食道カンジタというのは、口内のカンジダが食道にまで下りて繁殖したものです。点鼻ス

テロイドや吸入ステロイドの副作用でなることもよくあります。

カンジタ症は体の免疫力の低下で発症することがあります。たとえばエイズになるなどあきらかに免疫力が低下した方がよく発病されます。

人に感染するヘルペスウイルスは八種類あり、いずれも最初の感染後、特定の宿主細胞内に潜伏し、再活性化するものと放出されるものとに分れます。ヘルペスウイルスは宿主の外に出るとすぐに死んでしまうため、多くは密着するなどの接触により伝播します。

ヘルペスウイルスに感染しても、体力、免疫力がしっかりしていれば、発症しないこともありますが、ヘルペスウイルスは死滅しているわけではありません。そのため、ヘルペス食道炎も、無症状の感染者から感染し、感染した人が発症するということがあります。

サイトメガロウイルスは、出生直後に感染することが多く、一度感染すると生涯にわたって潜伏します。潜伏したまま発症しないこともあるのですが、ガンやエイズなどで免疫不全になったとき、病状としてあらわれることがあります。

逆流性食道炎は、原因を理解し、努力することによって、予防改善できる

高血圧の治療を受けていて、カルシウム拮抗薬、テトラサイクリン系抗生物質（ミノマイシン等）、テオフィリン、β刺激薬などを服用している患者さんは、そのことを医師に告げてください。それらの薬には、下部食道括約筋の緊張をゆるめる作用があるので、胸焼けがより激しくなる危険性があるからです。

逆流性食道炎は、暴飲暴食と早食い、食後すぐに横になることをやめるだけで、かなり改善されます。そのうえ、粉っぽいもの、アンコ類、天ぷらなどの揚げ物、脂肪分の多い食べ物を減らすと、さらに改善されます。

また、オレンジなどの柑橘類をできるだけ食べないようにすることも大切です。オレンジなどの柑橘類は、「胸焼け」によさそうですが、実際には逆なので、注意が必要です。オレンジジュース、コーラ、チョコレート、ココア、甘味和菓子、ショートケーキ、ペパーミントなども、よくありません。

アルコールとタバコについては、逆流性食道炎にもよくないので、やめるようにしましょう。コーヒー、香辛料、濃い緑茶などもよくありません。ビールに枝豆は、胃酸の分泌が

多くなるので控えるようにしましょう。

食塩の取りすぎも、逆流性食道炎につながるので、減らすようにしましょう。塩分を減らすときの盲点は、干物やハム、ベーコンです。保存食は塩を多量に使うので、できるだけ食べないようにした方がよいのです。

寝るときの姿勢も重要で、頭部が一五センチほど高くなるようにし、横向きに寝るときには、左を下にしてください。

逆流性食道炎の原因は、前述のように食道下部の食道括約筋の弛緩、肥満による横隔膜の挙上、猫背になればさらにこの状態が強くなり、食道裂孔が弛緩し、ヘルニアを惹起することになります。これを治すためには、毎日姿勢を正して、筋肉強化運動をし、毎日の食事の栄養バランスに気をつけて、筋肉の栄養になるものを食べることです。

そのほか、腹圧を上げないようにすることも大切です。腹圧を上げないためには、重い物を持たないようにし、前屈みにならないようにし、ベルトを強く締めないことです。排便時に力むこともよくありません。

Dr.周東の処方箋、逆流性食道炎の治療薬

プロトンポンプ阻害薬やH2ブロッカーなどにより、胃酸の分泌を抑えることができるので、タケプロン（一般名ランソプラゾール。武田薬品）、オメプラール（一般名オメプラゾール。アストラゼネカ）、オメプラゾン（一般名オメプラゾール。田辺三菱製薬）、パリエット（一般名ラベプラゾールナトリウム。エーザイ）などを処方することもあります。

それに維持療法（地固め治療の終了後に、それを確実にするための治療）には、H2ブロッカーのガスター（一般名ファモチジン。山之内製薬）、ザンタック（一般名ラニチジン。グラクソ・スミスクライン株式会社）、プロテカジン（一般名ラフチジン。大鵬薬品）、アシノン（一般名ニザチジン。ゼリア新薬）を使うこともあります。

これらの薬の連続極量投与は八週間までとされていましたが、再発・再燃を繰り返す逆流性食道炎の維持療法を行う場合は、八週間を超える投与が可能になっています。

プロトンポンプ阻害薬（PPI）のタケプロン、オメプラール、パリエットなどを初期治療に用い、よりひどいときには、ネキシウムとタケキャブを処方します。その後に維持療法で、それらを減量するかまたは安価なH2ブロッカーのガスター、ザンタック、プロテカジ

ン、アシノンなどを使用するのが一般的です。

プロトンポンプ阻害薬やH2ブロッカーは、人によっては深刻な副作用が出る恐れがあるので、長期服用は避けるべきです。短期に服用するときであっても、少しでも異常を感じたときには、すぐに医師に相談してください。

胸焼けの治療薬の副作用として、よくあるのは頭痛、吐き気、便秘、下痢です。そのような症状が出たときには、薬の変更を含めて医師に相談してください。

Dr．周東からの提案（追加）

胃酸が菌を殺すことは、よく知られています。

プロトンポンプ阻害薬（ＰＰＩ）やH2ブロッカーを習慣的に服用していれば、胃酸が抑制され殺菌作用は期待できません。

プロトンポンプ阻害薬（ＰＰＩ）やH2ブロッカーを服用している患者さんは、朝一番のつばには菌が多いので、飲みこまないようにしてください。

「朝唾」（朝の唾）を飲み込む癖は、ありませんか

お酒を飲んで、歯磨きをしないでそのまま寝ると、唾液の中にアセトアルデヒドか生じることが分かってきました。

口の中には、歯周病菌など悪玉の嫌気性菌がいっぱいいて、それが唾液に混じり、さらに口の中に残っているアルコールなどとも混じります。そうして、朝になるころには唾液が腐ってしまったような状態になってしまいます。

その唾液の中に、雑菌によりアルコールが中途半端に分解されて、たくさんアセトアルデヒド（ホルムアルデヒド）ができて、混じっています。

胃がとても荒れていて、ところどころ爛れているような患者さんが来院され、なぜそのようなことになっているのか、さまざまな検査をしました。しかし、検査結果から原因を特定することはできず、胃炎でした。

そのようなことは、じつはよくあることであり、普通ならば原因不明ということで、諦めるのでしょう。実際、その患者さんは、ほかのクリニックで、「原因不明ですが、ご暴飲暴食をしないで、ストレスの発散などもしっかり行って、様子を見ましょう」といわれたそうです。

ところが、おせっかいやきの私は、どうしても理由を知りたくなり、それ以上の検査はできないので、本人にいろいろとお話しを伺うことにしました。これは「問診」といわれているものですが、私の場合には、ダジャレから入ったりしますので、かなり 時間がかかることになります。

それで、いろいろとお話しを伺っているうちに、その患者さんには唾を飲み込む癖のようなものがあることが分かったのです。その方は、とくに起床後によく唾を飲み込んでおられたようです。

寝る前の歯磨きは、虫歯予防のためだけではないということを主張したのは、20 年以上も前のことです。

そのことは間違っていなかったと、改めて思いました。

『Dr 周東が語る養生力 85 のポイント』より

Dr. 周東の処方箋「健康カラオケ」は逆流性食道炎の予防薬・特効薬

以上のことは、逆流性食道炎の基本ですが、ここで古今東西、どの医師も口にしたことのない逆流性食道炎の特効薬を一つお教えしましょう。しかも、この特効薬は無料です。

逆流性食道炎の予防に、いちばんよいのは健康カラオケです。カラオケで姿勢を正して歌を唄うと腹式呼吸をすることになります。腹式呼吸をすると、腹筋と横隔膜をしっかり使うことになります。腹筋と横隔膜とをよく使い、鍛えると、胃から食道へと食べ物や胃酸が逆流するようなことは起らなくなります。特にハーミング発声は腹式呼吸によく腹筋を鍛えます。

逆流性食道炎が起きるのは、おもに下部食道括約筋（かつやくきん）の低下、また横隔膜の食道裂孔の開大によります。

歌を唄うと横隔膜が下ります。しかし、歌を唄うということがなければ、横隔膜を下げるというようなことは、通常あまり行われません。

歌を唄い横隔膜を鍛えると、締まりがよくなり、胃酸、胆汁、膵液、食べ物の逆流などが起こらなくなります。

「健康カラオケ」で歌を唄わない日は、カラオケの基礎訓練として、三回ほど腹筋と横隔をしっかり使って深呼吸をしてください。時間にすれば、数分もかかりません。たったこれだけのことで、逆流性食道炎のたしかな予防になり、すでに逆流性食道炎になっている人の改善にもなります。

私たち人間は動物でもあるので、毎日運動をして筋肉を鍛える必要があります。筋肉を鍛えると細胞膜酸素受容体が増えるといわれています。これが老化を防ぐことになります。だから、動物のほとんどは、動かないでいると老化するのです。「動」かない「者（物）」は、動物ではなくなります。

Dr．周東の処方箋 ジェネリック医薬品について

医師が、患者さんに投与する薬を、薬剤師に指示するものを処方箋といいますが、私の処方箋の近年におけるいちばんの特徴は、重要な病気に対してはジェネリック医薬品をほとんど使わないという点でした。

理由としては、濃度にバラつきがあったからです。しかし、最近はジエリックの薬の多くは製造精度が高くなってきていますので、この考えは心配なくなりつつあります。

「先発医薬品」「新薬」と「ジェネリック医薬品」は明らかに違う

医療機関で処方される薬（医療用医薬品）には、成分も効き目も同じで、価格の高い薬と安い薬があり、安い方の薬は「ジェネリック医薬品（後発医薬品）」と呼ばれ、患者さんの薬代の負担を軽くする薬だと、一般にはいわれています。

従来の薬は、「新薬」とか「先発医薬品」とも呼ばれてもいますが、最近は「高い方の薬」と呼ばれるようになっています。また、新薬は最初に開発・発売された薬で、特許期間中、開発メーカーが独占的に製造・販売することができると説明され、薬価が高いのは開発料、特許料が上乗せされているからだと説明されることもあるようです。

ジェネリック医薬品はジェネリック医薬品として、新たに開発された薬なのです。開発コストが大幅に抑えることができているのは、新薬が先行していて、それと同じ「成分」のものであればいいからです。

ジェネリックは国内産がいいと思います。私は、最近は国内産で、先発メーカーと同じ原料使っているジェネリックを処方することが多くなっています

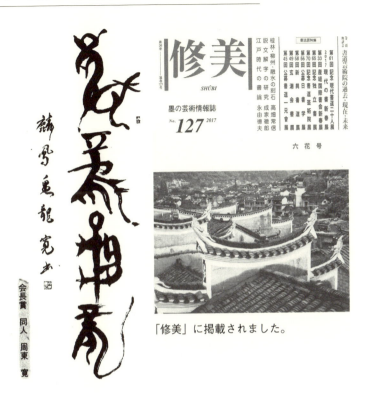

「修美」に掲載されました。

一九八六年九月創立の現代書法芸術家連盟の第三十回記念展が開催された。今回は、前回展までの越谷コミュニティーセンターから春日部ふれあいキューブへと会場を移し、気分を一新しての開展となった。

関野石翠氏が第四代目の会長を務める同連盟は一貫して埼玉県越谷市に本拠を定め、書文化振興に長年にわたって地道な貢献を重ねてきた。

今回、軸装中心の会場には伝統に根ざした書風が多数を占めるが、造型的な工夫を盛り込んだ作品なども散見される。小品コーナー、学生部と多様性に富んだ壁面構成となっている。

第4章

カラオケの腹式呼吸が、

健康無病への扉を開く

肺に残った吸気・残気量が健康に大きく影響している

私たちの健康に、残気量が大きく影響していることがわかってきました。残気量とは、呼吸の際に抜けきらず肺に残ってしまう空気の量のことです。

残気量は特殊な機器を使って測りますが、多い人では一升瓶一本以上（1.8リットル以上）もの空気が、肺のなかに残っていることがあります。

私たちは呼吸をするたびに、肺の中に入っていた古い空気を、すべて吐き出し、新鮮な空気を取り入れていると思いがちですが、実際には肺の中の空気を全部吐き出しきれているわけではなく、肺のなかにずいぶん残しているのです。

肺のなかに残った空気は、もちろん新鮮でもなければ、きれいでもありません。溜まっている時間が長ければ長いほど、空気は濁り淀みます。そのような空気を、大量に肺に残しているということは、体のなかに汚い空気を溜めて生活しているということにほかなりません。

次の写真は、残気量の多い人の肺のレントゲン写真（X－P）です。

肺のレントゲン写真

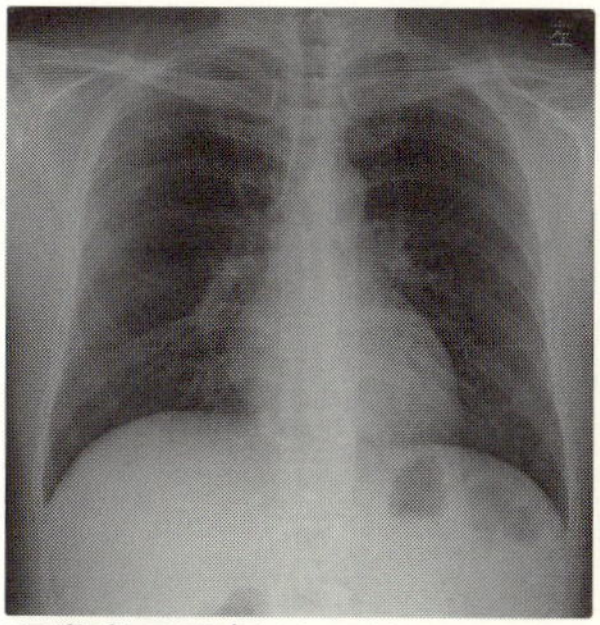

正常者の吸気Ｘ－Ｐ

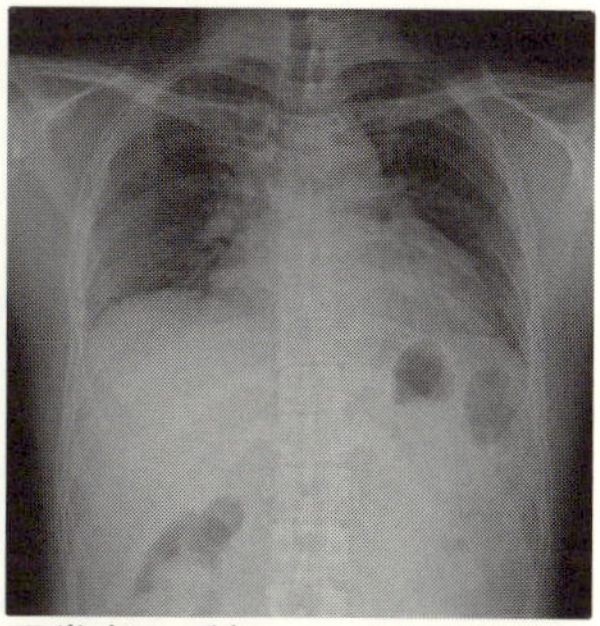

正常者の呼気Ｘ－Ｐ

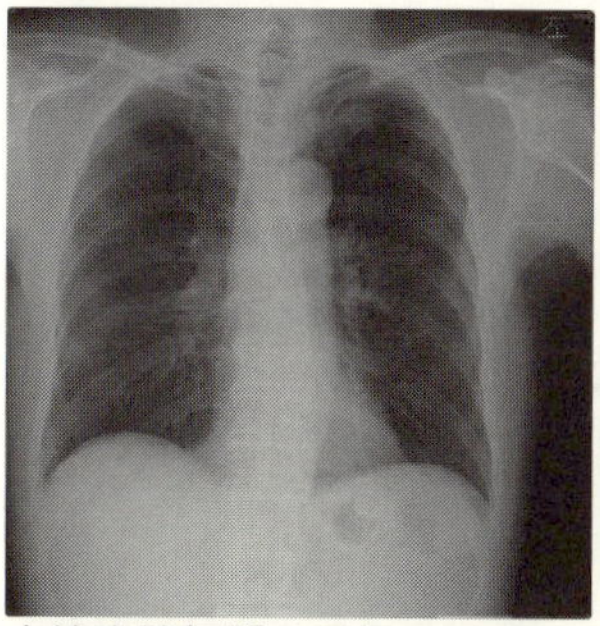

中等症肺気腫の吸気Ｘ－Ｐ

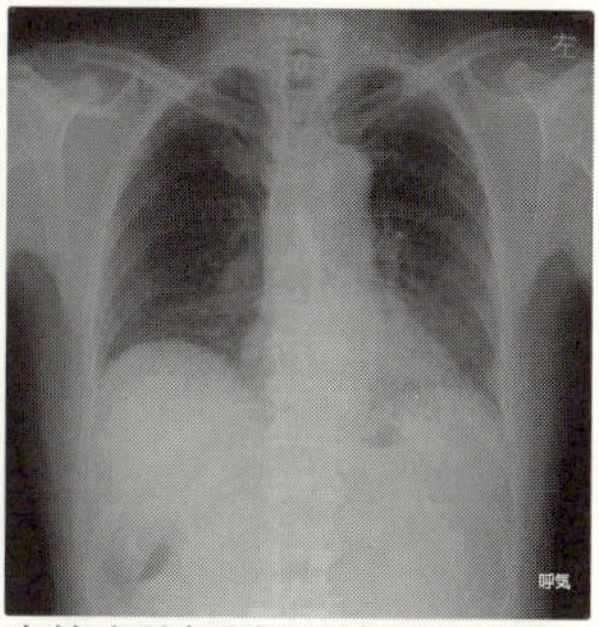

中等症肺気腫の呼気Ｘ－Ｐ

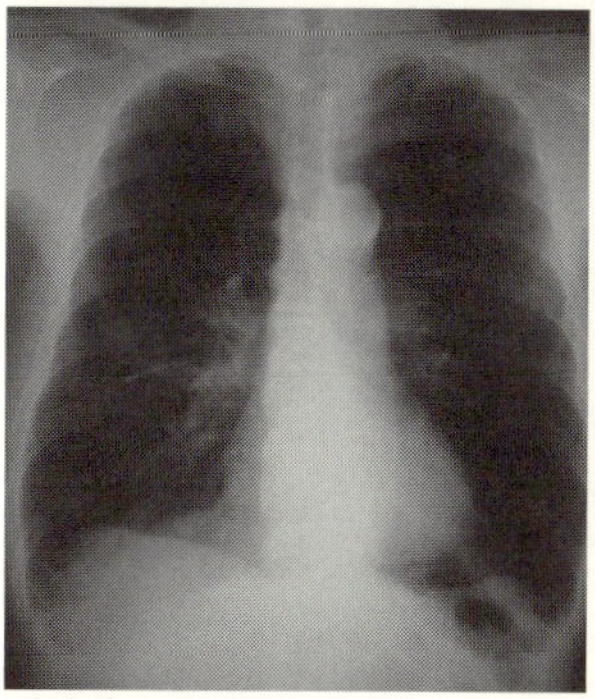

重症者の肺気腫の吸気Ｘ－Ｐ

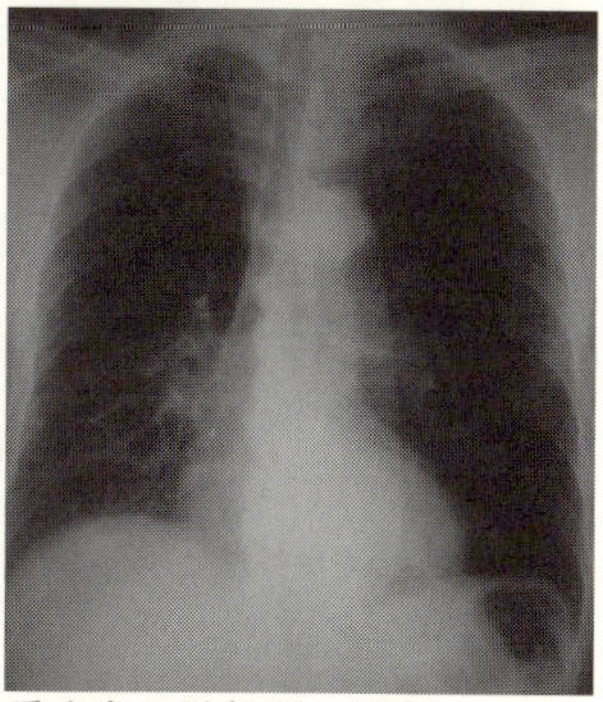

重症者の肺気腫の呼気Ｘ－Ｐ

重症の患者さんは、呼気（息を吐きだす）をしても、肺が膨らんだままになっていて、十分に吐ききれていません。この状態を「残気量が多い」と呼びます。

無意識呼吸のとき、肺の三分の一しか使っていません

私たちはみんな、いつも新鮮な空気を体内に取り込みたいと願っています。ところが、肺に多くの空気が残ってしまっていると、前の頁で見たレントゲン写真のように、肺の空いているスペースが狭いため、充分に新鮮な空気を取り込めなくなります。

残気量が少なければ、肺の空きスペースは広くなるので、新鮮な空気をたくさん取り込むことができます。そのため、残気量は少ないにこしたことはないのですが、ほとんどの人が一・八リットルまではいかなくても、かなりの空気を肺に残したままになっています。

なぜそのようなことになるのかというと、呼吸をするときに、肺全体を使っていないからです。深呼吸や腹式呼吸、私の開発した健康呼吸（後に詳述）など、意識的に深い呼吸をしないとき、私たちは非常に浅い呼吸になっています。

無意識に行っている呼吸の場合、肺の半分も使っていません。だいたい肺の三分の一くらいを使って、呼吸をしています。肺に残った空気を全部吐ききれないのは、そのためです。普段から意識をして吸気筋、呼気筋を鍛えるようにし、肺に多くの空気を残さないようにすることが大切です。

横隔膜をいかに使うかが、深いよい呼吸の決め手です

　肺をフルに使って、残気量を極力減らすには、吸気筋、呼気筋を鍛えるとともに、横隔膜をしっかり動かすことがポイントになります。

　横隔膜とは、肺や心臓などが入っている胸腔と、消化管や脾臓、泌尿生殖器などが入っている腹腔を隔てている膜で、筋肉と腱からできています。その横隔膜が、肺の強力な助っ人であり、呼吸にとっては、肺に勝るとも劣らない大きな力を発揮しています。

　横隔膜は、息を吸う時は下にさがって胸腔を拡げます。そのことより、肺は膨らみやすくなります。息を吐くときには、腹筋はしまり、腹はへっこみ、横隔膜は上にあがって、胸が縮まるのを助けます。

　深呼吸や腹式呼吸、私の開発した健康呼吸、さらにはヨガやさまざまな健康法の呼吸は、例外なく横隔膜をしっかりと使った呼吸です。このとき吸気筋、呼気筋をともに使います。

　最近健康法でよく話題にのぼる大腰筋（だいようきん）をはじめ、腸骨筋（ちょうこつきん）、背筋（はいきん）などは、これまで呼吸とは無関係だと思われていました。しかし、これらの筋肉が、呼吸に深く関わっていることが分かってきました。

大腰筋、腸骨筋、背筋などの筋肉がしっかりしていれば、深いよい呼吸である腹式呼吸につながり、「健康カラオケ」も上達します。

呼吸というと、真っ先に肺を思い浮かべますが、肺を直接鍛えたり、肺を巧みに使ったりする呼吸の練習というものはありません。深いよい呼吸を身につけるには、次に述べるような方法で、横隔膜を上手に使い、呼吸に関係する体の筋肉を鍛えることです。

健康カラオケのための呼吸法は、口をすぼめて、腹を絞るように

健康呼吸は、私が考案した呼吸法の一つです。

まず鼻からゆっくり息を吸い込み、肺を大きく開いて、息をためます。そして口からゆっくり吐き出していきます。このとき、口をすぼめて、腹を絞るようにして吐き出します。

口をすぼめて吐くことが難しいという人には、ストローを使って練習することをお勧めします。ストローを使うと、吸うときも吐くときも、必ず口をすぼめるからです。

息を吐くときは、腹を絞るようにして九秒くらいかけてゆっくりと吐き、すべての息を吐ききるようにします。しかし、それで終わりではありません。

吐ききったと思っても、ごく少量の空気が、必ず残っています。残気というのは、じつにしつこいのです。

そこで、それらも全部吐き出してしまうために、さらに「フッフッフッ」と、短く息を絞り出します。「だめ押し」をするわけです。これによって、残気量をずいぶん減らすことができます。

この腹式呼吸の練習は、少し苦しいと感じるかもしれません。せっかくの呼吸法も無理をして行えば、かえって逆効果です。それで、血圧が上がったなどということになったならば、なんにもなりません。

無理をせずに自然に行なうことを心がけましょう。最初は少し息苦しさを感じても、慣れてくるにしたがって、楽に呼吸が行えるようになります。諦めずに、続けることが大切です。

横隔膜を意識して、お腹の上から下に向かって膨らませましょう

息の吸い方については、竹刀、布団タタキ、一メートル以上の定規、柄長箒（えながほ

うき）など、脇にはさめる長い棒を用意してください。

それを、背中に回して、両脇に挟み込みましょう。胸がグーンと開き、グンと姿勢がよくなります。

その状態で、ゆっくりと息を吸い込んでいきます。このとき重要なのが腹式呼吸です。お腹の上、肋骨の下の横隔膜あたりを意識し、徐々に膨らませていきましょう。

そうやって三秒ほどかけて、鼻からゆっくり息を吸い込んで、横隔膜を下げて、肺を広げていきます。

ポイントは、やはり横隔膜を意識して動かすことです。横隔膜の働きが悪いと、胸腔内の残気量が多くなり、新鮮な空気を取り込む量が減ってしまいます。

腹式呼吸は健康に欠かせません

「健康カラオケ」の基礎訓練である腹式呼吸は、一日に三回で充分です。その一日三回の健康呼吸法を、好きなときにやればよいのですが、朝・昼・晩に分けて行なうと、さらに効果が上がるでしょう。

朝は、起きた直後がよいでしょう。昼は、昼食後がお勧めです。夜は入浴後すぐに行なうとよいでしょう。健康呼吸法を行なう前に、グランドスイミング法（『60歳からはじめる超簡単筋肉づくり』コスモ21参照）で姿勢を正しておくことも忘れないでください。

正しい姿勢で椅子に深く座ります。このとき両膝をくっつけると両足が温まり、骨盤や背骨が正常に整ってきます。必要に応じて身体を動かしながら呼吸を行なうと、よりやりやすくなります。吐くときは身体を少し後ろにそらすようにし、吸うときは、逆にやや前屈みになるようなイメージで動かしてみてください。自分で自分の心臓をマッサージするような感じです。肺が大きく開いているのを意識しながら行なうことが大切です。

この呼吸法は、太極拳や気功などでも広く行なわれていて、健康法には欠かせないものの一つです。

腹式呼吸をしていないと大きな声は出ません

演歌では、情感をいかに醸しだすかが大切な要素となり、そのためには人生経験とともに大きな声も重要です。しっかりとした腹式呼吸による発声で、大きな声がとくにサビのあたりで出ていると、もうそれだけで情感たっぷりといった感じになります。

声というのは、質とともに量も大切であり、大きな声は、大きなポイントとなります。それは、演歌に限らず、ポップスやロック、ジャズ、オペラなどにもいえることであり、小中学校の合唱大会などでも、「しっかりと大きな口をあけて、大きな声を出しましょう」という指導がなされています。

大きな声というのは、出したときにお腹に手を当てればよくわかります。お腹に手を当てて、腹式呼吸をしていることが分かったときには、大きな声が出ています。腹式呼吸をしないと、そう簡単に大きな声は出ません。

歌はもちろんスポーツの応援などのときにも、「腹の底から声を出して」などとよくいわれます。それは腹式発声のことをいっているに違いありません。

腹式呼吸というのは、息を吸うときには、お腹をふくらませて深く吸い、吐くときには、お腹をへこませながら、ゆっくりと長く時間をかけて吐く呼吸法のことです。実際にこのようにして呼吸をすると、腹式呼吸になっています。だれにでもできる難しくない呼吸法です。

腹式呼吸をすると、横隔膜、腹筋、腹直筋、肋間筋、大胸筋、そして姿勢を保つ背筋などが同時に働き、鍛えられ、健康が促進されます。

民謡、浪曲、詩吟、長唄、能の謡曲（謡い）などが、健康にいいといわれているのも、腹式呼吸によって、お腹からしっかり声を出すからです。

男性の多くは、ほとんど無意識に腹式呼吸と胸式呼吸を複合して呼吸をしています。女性は、骨盤が大きいこともあって、大半が胸式呼吸です。そこに運動不足などが重なり、腹筋が弱くなっていると、腹式呼吸を身につけることは、容易ではなくなります。

だからこそ、一日一五分くらい、しっかりと演歌を唄って、腹式呼吸を行う必要があります。女性は胸式呼吸中心なので、男性よりも健康カラオケをする必要性が高いといってよいでしょう。

喘息、ＣＯＰＤの予防にも改善にも大きな効果がある

腹式呼吸は、下肺をしぼることで残気量を減らし、その後に下肺を大きく開くことにより、肺の空気の入れ換えをはかる換気率を高めることになります。体内に多くの酸素を取り込めるようになるのです。

さらに腹式発声の応用編にあたる、健康カラオケの演歌のうなり節の発声には、気管支拡張剤やステロイド（副腎皮質ホルモン）を服用したときと同じような効果があります。酸素の取り込みがよくなり、喘息、肺気腫の予防改善効果などが期待されます。

それに、腹式発声は呼吸筋をトレーニングすることになるので、ＣＯＰＤ（慢性閉塞性肺疾患）にも、とてもよい効果をもたらします。ＣＯＰＤの約八〇％は喫煙によるものであるといわれています。

同じ喫煙本数で比較すると、ＣＯＰＤが男性に多い理由の一つは、男性はヘビースモーカーが多いからです。もう一つの理由は、男性は呼吸が深いので、タバコの有害物質が肺の奥に入りやすく溜まりやすいからです。

演歌を唄うようになると、男性の腹式呼吸はさらに強いものになり、胸式呼吸中心の女性も腹式呼吸を日常の呼吸のなかに取り入れ始めます。そのことが、ＣＯＰＤの予防・軽減につながるものと考えられます。

二重に脳が活性化し、三重に肌が潤います

腹式呼吸による腹式発声で演歌を唄うと、体内に大量の酸素が取り込まれ、各細胞が生き生きし始めます。その細胞の活性化のなかでもとくに顕著なのが、多くの新鮮な酸素を必要とする脳細胞です。

そのことに加えて、演歌の歌詞には、強烈なイメージをともなうものが多く、そのことが芸術感情脳である右脳を刺激し、脳が二重に活性化されます。

また、腹式呼吸によって体内に多くの酸素が多く取り込まれると、体細胞内の二酸化炭素の排出がスムーズになり、体細胞、肌の老化をはじめとする、二酸化炭素による害を防ぐことができます。さらに男女とも「幸福ホルモン」の分泌が活発になるので、老化防止に二重の効果があります。

「幸福ホルモン」とは、幸せを実感すると分泌される数種類のホルモン群のことです。「幸福ホルモン」が分泌されると、快適な気分になり、やる気が出てきて生き生きとするので、私は「幸福ホルモン」と命名しました。

女性が演歌を唄うと、とくにサビのあたりで、「幸福ホルモン」とともに女性ホルモン

の分泌も活発になると思われます。演歌のヒロインになりきって、気持ちがよくなると、自然にそのようなことになり、二重三重に肌に潤いをもたらすことになると思われます。

「健康カラオケ」を習慣化すると風邪をひきにくくなります

「演歌を唄い始めてから、風邪を引かなくなった」「風邪をひいても軽くてすむようになった」という人が大勢いますが、これはリンパの流れがよくなるためだと思われます。

風邪の側からみれば、最大の強敵は免疫機能をつかさどるリンパです。風邪のウィルスが、人間の体内に入り込んで、「さあ、風邪をひかせてやろう」とすると、多くの場合、どこからか何十人ものリンパ戦士が集まってきて、風邪のウィルスはやっつけられてしまいます。

ごくまれに、リンパ戦士が風邪のウィルスに負けてしまって、人間が風邪をひくことになりますが、風邪は病気のなかでもっともポピュラーであるばかりか、放っておいても数日で治る軽いものだと思われていて、気にもとめない人もいます。

しかし、「たかが風邪、されど風邪」で、風邪は多くの場合、数日で治りますが、「万病の元」でもあります。治療しない場合は、ウィルスにやられてしまった細胞が多数になり、キョンシー（妖怪）のようになって、自分の体細胞の敵に変わってしまうことがあり、重い病気に発展することも珍しくありません。

「健康カラオケ」は、その風邪を防ぐことにも大きな力を発揮します。しっかりと腹式呼吸をして、大きな声で元気に演歌を唄うと、まずは体内に新鮮な酸素を十分に取り込むことができます。そのうえ上手に唄うことができれば、気分がよくなり「幸福ホルモン」が分泌されます。たとえ客観的にはヘタであっても、本人がうまく唄えたと思うことで、いい気分、ハイな気分になると「幸福ホルモン」は、どんどん分泌されます。

それらのことが、リンパの流れをよくし、免疫機能を高めて、風邪をはじめとして病気になりにくい体をつくります。体内に酸素が大量に取り込まれ、リンパの流れがよくなると、老廃物がスムーズに排出され、リンパ性のむくみもなくなり、肌の調子がよくなります。

腹筋の収斂作用により腰痛解消、腸の蠕動運動により便秘解消

声帯模写は、声帯はもちろん周囲の組織は舌まで使うことによって上達するといわれて

います。そこでまずは声を出すときに、声帯はどのように変化しているかを観察しました。声帯の閉じた方は同じで、声帯の長さ、太さの変化で、声が変わるのではないかと、最初は考えていました。声帯を、周囲の組織が調整していると想定していたのです。しかし、実験の結果、それだけではないことが明かになりました。

私が行った実験では、まずはア〜オを発声してもらいました。ア〜オは同じく声帯を振るわせるのですが、声帯機能をチェックするときに、患者さんにア・イ・ウ・エ・オ発声してもらい、胃カメラで撮影しました。

この実験の結果、発声は声帯だけの作業ではなく、喉頭披裂（こうとうひれつ）の動きが協力していることが分かりました。さらに口腔や口唇、舌などの動きや変形なども手伝って、発声をコントロールしてることも分かっています。

そのため、それらも上手に使うことにより、声帯模写も上達しますし、多くの方に称賛される「よい声」を出すことができるようにもなります。それとともに、声帯は無事でも周囲の筋肉の萎縮や麻痺、さらには炎症によっても声が悪くなることがあるので、注意が必要です。

発声練習は、実は喉頭披裂（こうとうひれつ）を訓練することでもあります。図のよう

エ

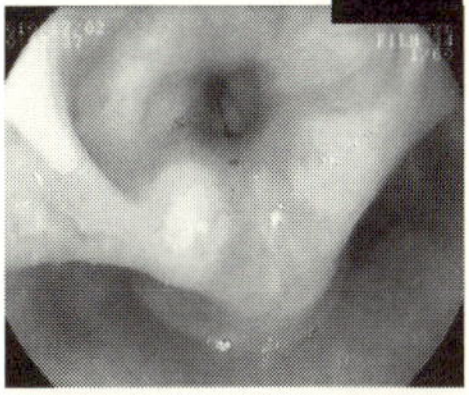

（イ）と似ていて、（エ）が少し太くなったようになっています。

オ

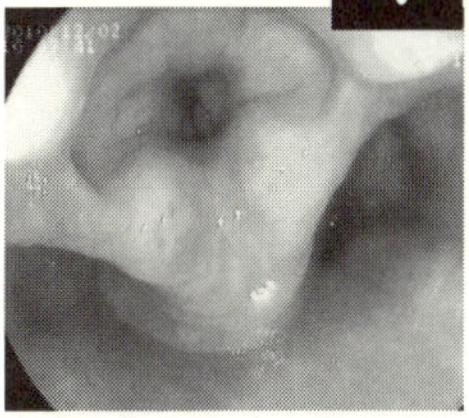

（ア）と（オ）は、白い部分（喉頭披裂）の盛り上がりはよく似ているが、（オ）のほうが小さく見えます。（ア）と（オ）は、口唇による構音の違いにあります。（ア）は口を横に開き、（オ）は口を丸くします。

通常

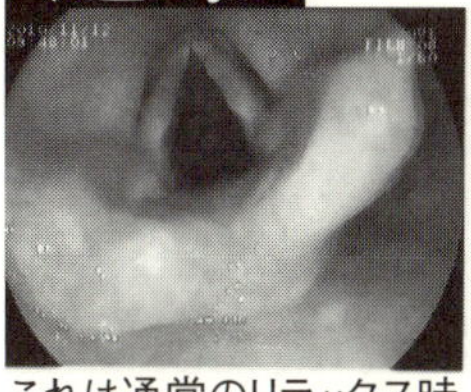

これは通常のリラックス時の声帯です。全体に弛（ゆる）んだ感じがします。

ア

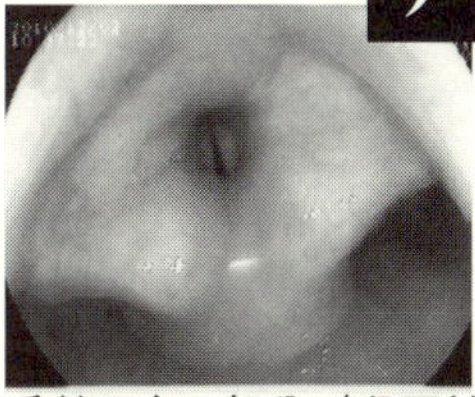

手前の白い部分（喉頭披裂）が、太く肥厚しています。

イ

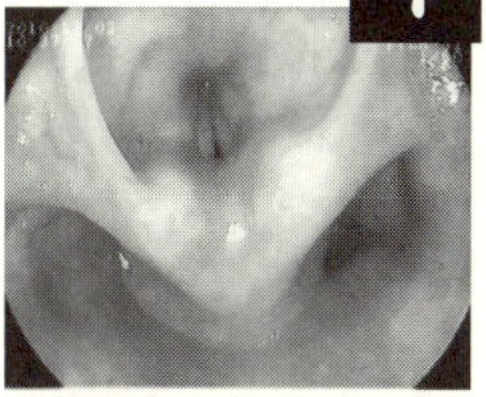

手前の白い部分が、左右に細く伸びています。

ウ

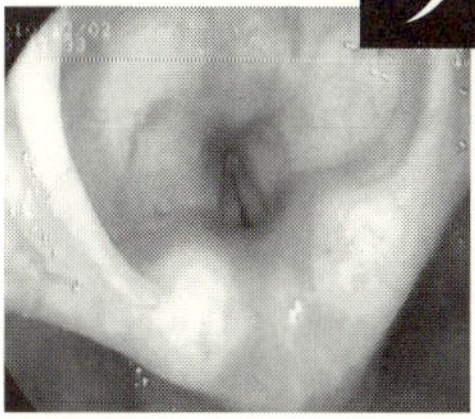

手前の白い部分が、（イ）や（エ）ほどではないが、左右ともに伸びています。

に喉頭披裂の形や太さを変えて、アイウエオとかアエイオウというように発声練習を繰り返すと、声が滑らかになるというわけです。

　腹式呼吸をし、腹式発声を行なうと、腹筋の収斂作用が強く起こり、腰筋や臀筋（でんきん。お尻の筋肉）を鍛えることになり、腰痛解消の助けになります。

　また、腹式呼吸によって、普段はそこまで吐くことはないほどの大量の息を吐き出すことにより、腸が蠕動運動を起こします。腸の蠕動運動は、排便に結びついていて、女性の場合、ガンコな便秘が解消される可能性が高くなります。

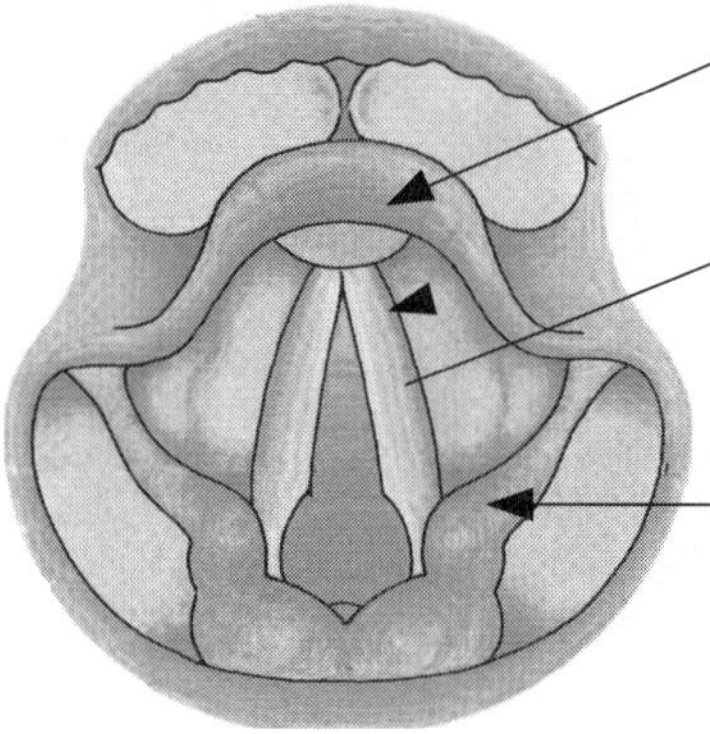
前
喉頭蓋
声帯
いびきをかくときには、矢印の「喉頭披裂（こうとうひれつ）」が、前方に巻き込まれます。
後
呼吸時の正常喉頭

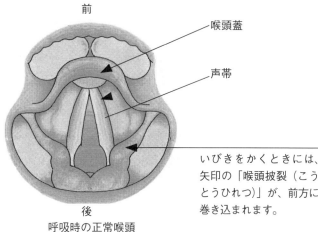

人間の声帯は、筋や肉と粘膜の二層構造になっている

人間の声というのは、肺に溜まった空気の力学的エネルギーである空気圧を、音のエネルギーに変化させたものであるといえます。そして、そのエネルギー転換を可能にしているのが声帯です。

笛は笛そのものを振動させて音を出し、バイオリンは弓で弦をこすって音を出しています。そのような観点からすると、人間の声帯は笛そのものであり、バイオリンの弦にあたるものです。

声帯は筋肉でできていると思っている人が多いようですが、正確には筋肉と粘膜で出来ています。筋や肉のそれぞれのうえに粘膜が覆いかぶさる二層構造になっています。

声は、声帯の筋肉ではなく粘膜を振動させている

人間の声は、声帯周囲の筋肉を振動させて出しているわけではありません。白色靱帯を振動させて声にしているのです。声帯である靱帯を伸ばすと高い声になり、靱帯を縮めて

太くすれば低い太い声になります。

声帯の周囲の筋肉は形をつくってアイウエオの声を構成します。これを講音といいます。

わかりやすくまとめますと、息を吸うときには声帯を開き、息を吐くときには声帯を閉じ、靭帯を振動させることによって声を出しているのです。そして声帯の周囲の筋肉が形を変えることで、アとかイとかオとかになるのです。

一つの声帯のまわりの筋肉を多様に変化させて音程、声質をつくっている

人間の声は、男女によっても、人によっても異なりますが、だいたい八〇ヘルツ（低いほう）から六〇〇ヘルツ（高いほう）です。ヘルツは、一秒間の振動数を表す単位です。

カラオケをはじめ歌を唄うときには、微妙に音程を変えるとともに、ときには唸り、また叫び、囁くというように、多様に唄い方を変えなければなりません。これを行なうのが、声帯の靭帯です。

声帯の靭帯は、女性はだいたい一センチ、男性は一．五センチほどあります。その声帯は、筋肉の力によって長さが五ミリほども伸びます。

それに、声帯の厚みは男女とも五ミリくらいなのですが、これも筋肉の力によって七ミリくらいまで厚くなります。

音程については、高い音を出すときには、声帯の靭帯は細く縦長になり、低い声を出すときには、太く短くなります。したがって低音の人は声帯のつくりが「太く短い」ということになります。

笛の場合は、竹に穴をあけ、その穴を指で塞ぐことにより、長さを調節しています。バイオリンの場合は、弦が太いのから短いのまで四本もあり、その弦をさらに指で押さえることにより、実質的に長さを調節しています。

人間の場合は、左右の声帯の靭帯を筋肉によって長くしたり短くしたり、厚くしたり、形を変えたりと、多様に変形させることにより、音程をつくり音色にあたる声帯をつくっているのです。

自分の声の傾向（高音傾向か低音傾向）と音域から選曲する

声帯の靭帯を使って音程をつくることができるといっても、それにはおのずから限度があります。美空ひばりさんほどの広い音程の幅があれば別ですが、普通の人の唄える歌は限られています。

最近のカラオケは、唄う人のキーに合わせることができるようになっていますが、極端にキーを上げ下げすると、どうしてもヘンな感じになります。キーの調整は微調整の範囲にとどめ、自分の音域で無理なく唄える歌を、まずは選ぶべきでしょう。

かつては、その人の音域によって、唄える歌と唄えない歌とが、ずいぶんありました。しかし、いまはキーを調節できるので、高音傾向か低音傾向かを見きわめるだけで充分でしょう。

ご自分が高音傾向だと思われたならば、島倉千代子さん、細川たかしさん、小林旭さんなどを持ち歌に選ぶとよいでしょう。

低音傾向ならば、青江美奈さん、フランク永井さん、吉幾三さん、それに意外でしょうが、森進一さんなどの歌がお勧めです。

最近の楽曲は、ポップスも演歌もむつかしくなっている

カラオケ・ブームといわれて久しく、カラオケは今や世界的なブームになっています。そのことによりＣＤの売上げはどうなっているかというと、意外なことに伸びることになりました。しかし、その後にインターネットや携帯電話を使ってのダウンロードが主流となり、ＣＤの売上げは落ちることになりました。あっというまに、そのような変化が起きたのです。

一時にせよ、なぜＣＤの売上げが伸びたかというと、ＣＤでカラオケの練習をする人が増えたからです。カラオケ・ブームの最初のころから、ＣＤの売上げはさほどではなかったのですが、そのうちにＣＤ業界が、はたとひらめき、難しい曲を増やしたのです。

すぐに覚えることができ、唄うことができる歌だと、さほど練習の必要がないので、ＣＤの売上げには結びつきません。しかし、二回や三回聞いたくらいでは、なかなか覚えられず、譜割り（音符への歌詞の付け方）も複雑だと、「しょうがない。ＣＤを買って、何度も聞いて練習しよう」という気になります。

そのため、カラオケ・ブームがはじまって、少し経ったあたりから、けっこう複雑な難

しい曲が増え、同時に一〇〇万枚突破のＣＤのミリオンヒットが増えました。これは、偶然かもしれませんが、私の診断では、そこにはＣＤ業界の「傾向と対策」があったということになります。その証拠の一つが、カラオケつきのＣＤシングルの増加でした。

だけど、安心してください。譜割りが複雑で、メロディーもテンポも難しい曲が増えたのは、いわゆるＪポップス（ジャパニーズ・ポップス）の分野であり、中高年が好みそうなカラオケに関しては、唄いやすい曲が増えました。

それも、じつはカラオケ・ブームと密接に関係しているのです。中高年の人は、唄いやすいカラオケであっても、まずは何度も聞きたいということで、ＣＤを買うからです。

若い人と中高年とでは、お小遣いの額が違い、若い人はいろんなことにお小遣いを配分しなければなりません。そのため、ＣＤを買わなければ到底覚えきれないということで、はじめてＣＤを買うのですが、中高年は「この曲はいいなあ。この曲を唄ってみたい」と思った時点で、すぐに買います。

ですから、最近のカラオケについては、好きな歌手、気に入ったメロディー、グサッときた歌詞などを基準に選んでよいでしょう。カラオケのほとんどが、唄いやすくつくられているので、ちゃんと練習すれば上手に唄えるようになります。

小学校唱歌はカラオケ練習の「宝の山」

敬老会のときに、小学生が唱歌を唄ったら、お年寄りの顔が輝いたという話をよく聞きます。唱歌は、とくに大正生まれの人にとって、独特のものであるようです。

「春の小川は、さらさらいくよ」（春の小川）や「しばしもやすまず、槌打つひびき」（村の鍛冶屋）、「はるはなのみの　かぜのさむさや」（早春賦）、「いらかのなみと　くものなみ」（鯉のぼり）、「さぎりきゆる　みなとへの」（冬景色）、「まつばらとおく　きゆるところ」（海）、「なのはなばたけに　いりひうすれ」（朧月夜）、「うさぎおいし　かの山」（故郷・ふるさと）、「あした　浜辺を　さまよえば」（浜辺の歌）などは、大正時代の小学校唱歌ですが、私なども みんな知っているので、戦後になってからも引き続き小学校で唄われてきた歌なのでしょう。

「園のさゆり　なでしこ」（故郷を離るる歌）はドイツ民謡であり、「眠れよい子よ庭や牧場に」は、モーツアルトの作曲の子守歌です。「ふけそよそよふけ　春風よ」と唄った「春風（主人は冷たき土の下に）」はフォスターの作曲ですが、これらもすべて唱歌でした。

そのほか「雨が降ります、雨が降る」の「雨」、「月の砂漠」、「赤とんぼ」、「家路」、「荒

DAM導入曲

曲名	リクエストNo.	リクエストNo.(ボーカル入り)
銀座のラブソング	5094-50	
家族・親子の絆	5006-78	
今日も明日も幸せに	5033-82	
銀座の恋のブルース	5047-56	7531-45
健康音頭	5016-96	
恋する二人の銀座	5050-28	
社員の皆さんお疲れ様	5016-95	
人生に感謝	5033-83	
東京は夢の都	5065-77	
二人のワルツ	5881-26	
本当にありがとう	5065-78	7531-47
ロマンス銀座	5050-29	
恋の銀座でいいじゃない	5094-51	
フレーフレー東京・世界を一つに	5059-49	7531-46
運命に生きる	6514-51	

DAM（第一興商が運用する通信カラオケ）に導入された私の曲です。
リクエストNo.で，ボーカル入りのリクエストもできます。

城の月」、「故郷の空」、「さくら貝の歌」、「ちいさい秋みつけた」、「通りゃんせ」、「どこかで春が」、「ブラームスの子守歌」、「ペチカ」、「夕焼け小焼け」、「雪の降る街を」、「宵待草」、「旅愁」、「われは海の子」など、いまは叙情歌というジャンルに入っているようですが、唄いやすい、いい歌がいっぱいあります。私が作詞した「人生に感謝」「本当にありがとう」もあります。さらに「親子・家族の料」もそうです。

いきなり本格的なカラオケを唄うのはたいへんだという人は、唱歌や童謡、叙情歌からはじめてください。もちろん、そのあとどうしてもプロ歌手の唄うカラオケに進まなければならないということはありません。唱歌、童謡、叙情歌を愛し、唄い続けるというのも、よい方法です。

若い人のなかには、アニメの主題歌ばかりを唄っている人もいます。一時は、軍歌ばかり唄う人もいましたが、最近はあまりお目にかからなくなりました。

自分にフィットする曲目を選べば、感情移入も楽にでき、「幸福ホルモン」がどんどん分泌されます。好きな曲、フィットする曲、あるいはグサッとくる曲、ハイになれる曲を選んで唄いましょう。

アカペラで、ゴスペラーズのように

一九九四年に「Promise」でデビューしたときには、ほんとうに驚きましたが、以来、フルアルバムをリリースし続けている男性五人グループのゴスペラーズ。彼らの得意とするのは、伴奏なしで唄うアカペラ（無伴奏）曲で、デビューのときに驚いたのも、その独特のアカペラでした。

やがてメンバー全員、早稲田大学のＳＣＳ(Street Corner Symphony)出身で、ＳＣＳ

はアカペラのサークルであることがわかり、納得。

アカペラはイタリア語で、ア・カペラというように発音するようですが、何度もよく聞いて、五〇回ほど唄ってみるなど、カラオケをアカペラで唄うのも、よい練習になります。なにしろ伴奏がないわけですから、メロディーをちゃんと覚えていて、音程がたしかでなければ、恥ずかしくなって最後まで唄いきれません。

そのカラオケが、どれだけ自分のものになっているか。それをたしかめるためにも、ときどきアカペラで唄うことをお勧めします。

健康カラオケでの演歌の真髄はシャクリ上げ

波の谷間といわれてもピンとこないと思いますが、なみのたぁーにまぁーにぃ♪、と書くと、星野哲郎作曲、船村徹作詩の「兄弟船」だと、すぐに分かります。その「たぁーにまぁーにぃ」の小文字で書いた部分が、シャクリ上げに相当する部分です。

いま思わずシャクリ上げと書きましたが、シャクリには、上げと下げとがあり、シャクリ下げというのもあります。シャクリ上げは、二度ほど音を上げ、シャクリ下げは二度ほど下げます。

どこをシャクリ上げ、どこをシャクリ下げればいいかは、オリジナル曲をよく聴いて、真似ることからはじめるとよいでしょう。シャクリ上げを入れると、その瞬間にものすごく演歌っぽくなります。

何百回と唄っているうちに、ここでシャクリ上げたほうが、自分としては気持ちがいいというようなところが出てきたならば、オリジナルにはなくても思い切ってシャクリ上げてみましょう。それがうまくいったら、自分だけの歌になり、お客さんから、オッというような顔で見られるようになります。

シャクリ上げは、歌詞の最後の部分でよく行われますが、歌詞のきりのいいところで、

♪なみのたァにまァにィ、
いのちのォはなァがァ、

と唄えば、さらにプロっぽくなります。

シャクリ上げやシャクリ下げで、プロっぽくなるというのは、あくまでもうまく唄えた

ときのことです。シャクリ上げにしろ下げにしろ、うまくいかないと、聞いていられない歌になってしまいます。

自分ではうまくシャクリ上げや下げを入れているつもりが、けっこうひどいものになっていることもあれば、シャクリ上げや下げを入れたつもりが、実際にはほとんど入っていなくて、歌全体がフラットに聞こえてしまっていることもあります。ときどき、自分の歌を録音したものでたしかめるとよいでしょう。

シャクリと裏声の高度なテクニック

私の十八番（おはこ）のひとつの（十八番はいくつあってもいいのです）「長崎は今日も雨だった」を唄うとき、私は次のように唄っています。

♪長崎ィ〜（とシャクリ上げ）、
♪今日もォ〜（もシャクリ上げ）、
♪雨ェ〜（もシャクリ上げ）、

♪（雨）ェ〜〜（と伸ばしたところで裏声に）
♪だ（ったァ〜）（の「♪だ」のところで、裏声から通常の声に戻す）

すごいでしょう。

♪長崎ィ〜は〜〜
♪今日もォ〜
♪雨ェ〜〜だったァ〜〜

のなかで、こんなにも多くのテクニックを駆使しているのです。
えっ、そうは聞こえないですって。

「うなり節」でさらに健康アップ

カラオケの「うなり節」となると、真っ先に思い浮ぶのは、都はるみさんの「アンコ椿は恋の花」です。

アンコォ〜〜椿ィ〜はァ〜〜、
アンコォ〜〜椿ィ〜はァ〜〜、
アッ！　アッ！　ア！　ア！　ア！　アァ〜〜

このサビの部分、聞いていても本当に気持ちがいいですね。
このうなり節を、思いっきり感情をこめて唄うことができれば、どんなストレスも、その瞬間に吹っ飛びます。
腹式呼吸さえしっかりできていれば、喉に大きな負担はかからないので、腹式呼吸をマスターして、うなり節で、この世のうさを晴らしましょう。

コブシの二階建てが氷川きよしの人気の秘密

カラオケにとって、コブシはなくてはならないものですが、これがけっこう難しく、プロの歌手のなかにも、コブシの歯切れが悪い人を、ときどきみかけます。

コブシにも流行があって、最近は瞬間的にのどを振るわせてのコブシがはやっています。「瞬間的にのどを振るわせてのコブシ」というと分かりにくいのですが。これを見事にやっているのが氷川きよしさんです。

氷川きよしさんの場合、一般的なコブシの上に、さらに細かいコブシが乗っかる「コブシの二階建て構造」になっていて、それが人気の秘密のようです。

「持続した声」と「断続的な声」を交互に？

声には、大きく分けて「持続した声」と「断続的な声」の二種類があります。「持続した声」とは、息つぎをしないで可能な限り長く出すのことです。これは一息でどれくらい長いあいだ声を出せるかということで、子どものころに遊びでやった人もいるかもしれません。

「持続した声」は、息を大きく吸って、その息がなるべくなくならないように、静かに声を出すという訓練をすることによって、伸ばしていくことが可能です。

コツとしては、大きく吸い込んだあと、少し間をおくことです。大きく息を吸いこんですぐに発声すると、大きく息を吐いてしまいやすいので、大きく吸い込んだ息を一度止め、それからおもむろに静かに声を出し、息を出すようにすると、うまくいきます。

「断続的な声」というのは、つながっていない声ということで、音楽記号のスタッカートにあたります。スタッカートはイタリア語で、もともとの意味は「切り離された」であり、楽譜にこの記号がついていると、「音を一つ一つ短く切って」演奏したり、唄ったりしなければなりません。

スタッカートの反対はレガートで、これもイタリア語です。レガートは「音をつなげるように滑らかに演奏せよ」という記号であり、音符をスラーでつないで表すこともあります。

「断続的な声」は「ハッ、ハッ、ハッ……」と声を出し、そのつど息を吐いて訓練します。コツとしては、ハッと声を出して息を吐いたあと、息を吸い込むことです。息を吸い込まなくても、ある程度は「ハッ、ハッ、ハッ……」と声を出すことはできますが、そのようにやっていたのでは「断続的な声」の発声練習にはなりません。

ハッと声を出したならば、そのあとですぐに息を吸い込み、またハッと声をだすというようにやっていきます。

「継続的な声」と「断続的な声」は、そのように発声方法が異なり、訓練方法も異なるのですが、これを交互にやることがポイントです。「継続的な声」と「断続的な声」の発声練習を交互に行うことにより、自然に腹式呼吸が進み、身につくようになります。

カラオケ特有の「ビブラート技法」で耳鳴りや認知症が解消

鼻から喉、気管へと続く気道を共鳴させる発声方法を、ビブラートといいます。ビブラートは、声帯の開閉部部分が息を吐くときに進行方向に揺れ動くものであるとされていて、その動きは五Hz（ヘルツ）から七Hz（ヘルツ）です。

カラオケにおいては、ビブラートはあって当然、なくてはならないものですが、クラシックの声楽、とくに日本の合唱界においては、「ビブラートが多くて、だめ」というように、否定的に語られることが多いようです。

健康面からはどうかというと、前著『カラオケ演歌療法』でもご紹介したように、日本大学芸術学部音楽科の研究により、耳鳴りなどの聴覚障害改善などをはじめ、人体に健康促進効果をもたらすことが明らかにされています。

耳鳴りが改善されるのは、ビブラートにより鼻咽腔が振動し、それが耳へと伝わるのと、耳周辺の血流がよくなるからであると思われます。しかし、耳鳴りなどの症状があるときは、やはり耳鼻科を受診すべきであり、カラオケで治そうとはされない方がよいでしょう。

最近では老人ホームで健康カラオケが認知症を解消できると大はやり

横浜労災病院心療内科をはじめとし、カラオケを医療現場に導入するところが増えています。ビブラートが認知症によい効果をもたらすことも報告されています。

ビブラートは、内臓疾患、血液・血管性疾患、うつ病などにも改善効果が認められているのですが、認知症の予防と改善については、とくに大きな効果があることが明らかになっています。ビブラートにより鼻や鼻咽腔が振動し、その振動が三半規管や喉などに伝わり、さらに脳の視床下部、大脳辺縁系などにも刺激を与えて活性化させることになります。

それに、細胞活性化にも関係するストレスホルモンであるコルチゾール（副腎皮質ホルモンの一種）の分泌が抑えられるため、リラックスできるようになります。声を震わせてカラオケを唄うと、なんだか気持ちがいいことには、そのような裏付けもあるわけです。

『カラオケ療法』を書いたときには、先進的な医療現場がカラオケを導入して話題になっていましたが、最近では病気ではない人の健康維持との観点から、老人ホームなどのカラオケ導入が注目を浴びています。私も最近は、月に一度くらいの割合で、カラオケ老人ホーム慰問会に出かけています。

「語り」は口を大きくあけて、言葉がわかるようにしっかりと唄う

カラオケには、「語り」の部分と「唄い」の部分があり、そのどちらであるかによって、歌唱方法もテクニックも違ってきます。

語りは基本的には、どのような状況であるかの表現です。そのため、感情過多にならないように、冷静に淡々と唄う必要があります。演劇や小説でいうと、セリフではなく地の文にあたります。

語りは口を大きくあけて、言葉がわかるようにしっかりと唄います。感情過多にならないようにするには、実際には感情を入れすぎないことですが、テクニックとしては大きな声を出さず、言葉をはっきりと静かに唄うことです。そうすると、淡々とした印象になり、

言葉も伝わりやすくなります。

大きく口をあけると、大きな声になりそうですが、小さな声、静かな声で唄うことは可能です。大きく口をあけると、言葉がはっきりしてきますが、必ず声が大きくなるということではないのです。

「溜め」の間にこそ大きな意味がある

「語り」は、感情過多にならないように注意をしなければなりませんが、歌は演劇や小説でいうとセリフにあたる部分なので、上手に感情を盛り込まなければなりません。

歌に感情を盛り込むには、感情を沸き上がらせなければなりません。美空ひばりさんが「悲しい酒」を唄うときには、いつも同じ箇所で、必ず涙を一筋流しました。歌に感情を込めることにより、そうしたことが可能だったのです。

それとともに、感情表現のテクニックもあります。歌の出だしを心持ち遅くしたり、伸ばすところを心持ち長めに伸ばしたりすると、感情がこもっているかのようになります。

歌の出だしを心持ち遅くすることにもつながるのですが、カラオケにとっては「溜め」

がとくに大切です。「溜め」については、すでに「断続的な声」のところで学びました。「断続的な声」を出すときに、息を吸ってすぐに出すのではなく、ちょっと間をおいたのですが、そのちょっとした間が「溜め」です。

「溜め」は歌の出だしにかぎらず、ここぞというところで行います。「溜め」があって、聴いている人を少しじらし、そのあとでおもむろに唄いはじめると、雰囲気が大いに盛り上がり、「ためらい」や「やるせなさ」の感情を、充分に伝えることができます。

そのため、「溜め」の間は、たんなる音と音とのあいだ（間）ではなく、まさにその間にこそ大きな意味があり、万感が詰まっているという人もいます。これは、小説などの「行間を読め」ということと重なりますね。

声と息の混じった声である「泣き」も、カラオケにおける感情表現の重要なテクニックです。「泣き」は、恋人に待ち合わせの場所を告げるときのように、息のまじった小さな声で囁きます。

「泣き」は小さな声だから、弱いか細い声かというと、けっしてそうではありません。けっこう強さが必要です。それは、森進一の「泣き」をイメージすれば、すぐにわかると思います。

その代表曲「おふくろさん」の「泣き」は、まさに最高級の「泣き」です。この曲は私も得意にしていて、私の一八・五番です。つまり一八（おはこ）の中の五番目です。

ちなみに最近は、私は佳山明生（かやまあきお）さんの「わがまま」（作詞・作曲とまりれん）や五木ひろしさんの「凍て鶴」（作詞喜多條忠、作曲三木たかし）「月物語」を、とくによく唄っています。船村徹さんの「全国大衆カラオケ大会」の埼玉代表に選ばれ、全国大会で最優秀歌唱賞を受賞したのも「わがまま」でした。

さらに二〇一六年に尊敬し敬愛する作曲家中川博文先生作曲、奥様の畠山じゅん子先生作詞の「愛をありがとう」が、テープ審査による全国大会で決勝15人の中に残りました。この曲を私は毎年二回の「チャリティ健康祭り」で、青木栄子先生、健康広場のみなさまと合唱しています。

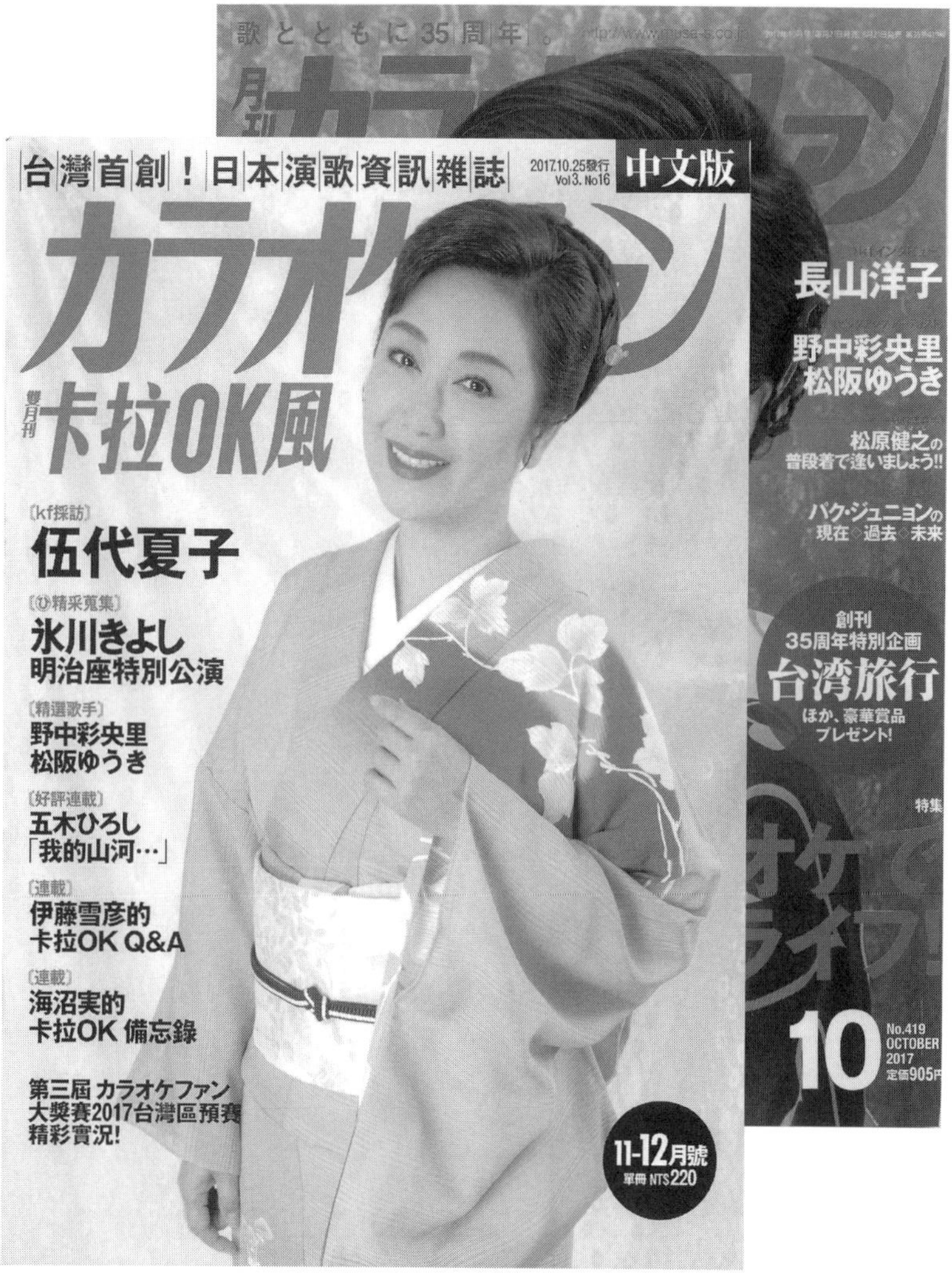

月刊カラオケファンには、ほぼ毎月私の記事が掲載されています。
台湾版、日本版があります。

特集

歌とカラオケで健康ライフ!

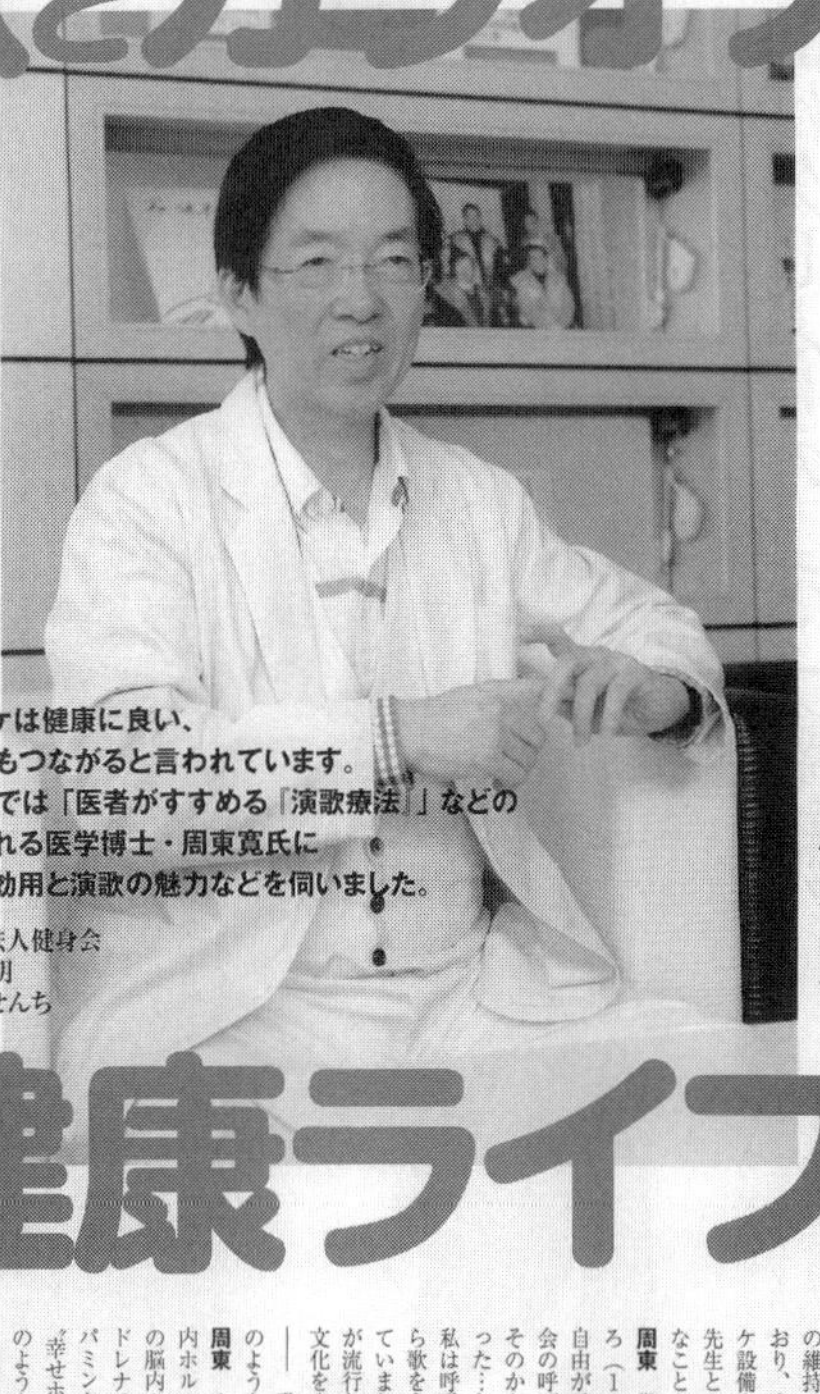

医学博士・周東 寛 氏

**歌とカラオケは健康に良い、
老化防止にもつながると言われています。
今回の特集では「医者がすすめる『演歌療法』」などの
著書で知られる医学博士・周東寛氏に
カラオケの効用と演歌の魅力などを伺いました。**

取材協力● 医療法人健身会
写真撮影● 黒田 明
取材・文● 永沢せんち

カラオケで分泌する〝幸せホルモン〟

―― 周東先生は歌とカラオケが健康の維持や老化防止につながると説いており、また医療の現場で実際にカラオケ設備を導入されています。そもそも先生とカラオケとの出会いはどのようなことからだったのでしょうか?

周東 世の中にカラオケが出始めたころ（1978年）、先輩たちと東京の自由が丘を歩いていたら、カラオケ大会の呼び込みがありました。先輩にそそのかされて出場したら優勝してしまった…という思い出があります（笑）。私は呼吸器の専門であり、そのころから歌をうたうことは健康にいいと思っていました。ですから、巷にカラオケが流行り出したときはカラオケという文化を応援しようと思っていました。

―― 歌が健康にいいという根拠はどのようなところにありますか?

周東 カラオケでうたっていると、脳内ホルモンの分泌がよくなります。この脳内ホルモンはエンドルフィン、アドレナリン、セロトニン、さらにドーパミンなどです。私はそれをまとめて〝幸せホルモン〟と呼んでいますが、このようなホルモンの分泌が盛んになると免疫系が活性化され、がん抑制効果や、男性としてまたは女性として若返り効果が期待できます。

―― 〝幸せホルモン〟は主にどのようなときに分泌されるものなのでしょうか?

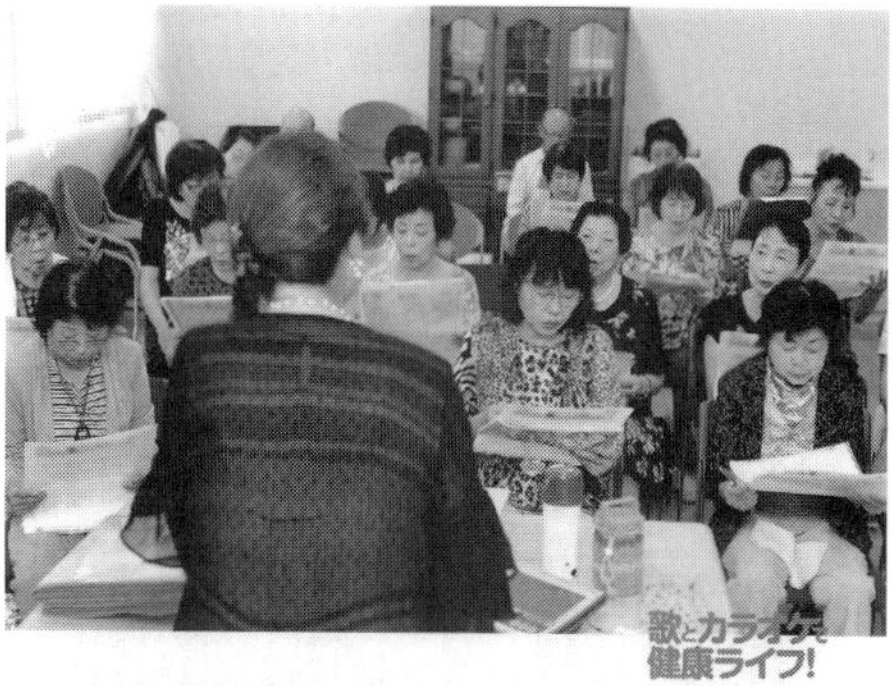

歌とカラオケで健康ライフ!

院内カラオケ教室紹介

週2回、院内でカラオケ教室を開催

南越谷健身会クリニックでは週2回、講師を招いてカラオケ教室を開いています。場所は院内の多目的ルームにて。取材当日（7月上旬）は20人ほどの希望者が受講していました。

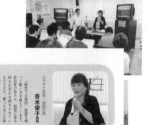

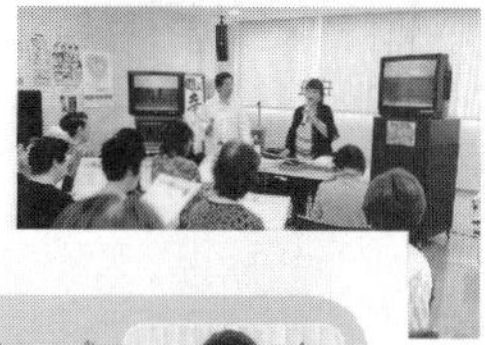

18

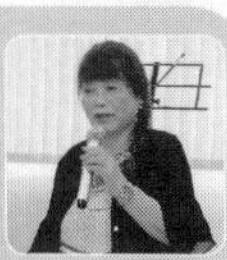

カラオケ教室・講師の声

青木栄子講師

「教室では毎回、楽譜を使って歌い方を教えています。参加者の皆さん、教室に来る時も元気なお顔をされているのですが、歌ったあとは来た時よりももっとキラキラと輝いている。イキイキとしたお顔でお帰りになります。皆さんのそんなお姿を見て私も元気を頂いています。岡東先生もおっしゃっているように、歌詞をちゃんと咀嚼していると歌に味も出てきます。歌詞を理解して歌うと、昔のことや親のこと…いろいろな思い出がよみがえったりして、気持ちが若返るのもいいですね」。

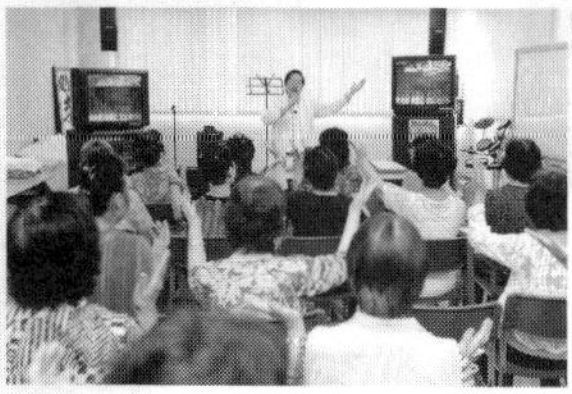

岡東先生が歌を教えることも。音頭や踊れる歌では踊りながらうたいます

カラオケ教室参加者の声

早川夢津子さん（81歳）

「私は腹式呼吸を知らなかったのですが、ここに通うようになり歌を通じて呼吸法を覚え、声が大きくなり遠くまで届くようになりました。呼吸法はまだ完全にはマスターしていませんが、先生の言葉に従って練習しています。カラオケが私の健康法です」。

三浦堪彦さん（76歳）

「私は病気持ちで、胃がんを患い、さらに熱中症で4回も倒れています。今ではがんを摘出して5年ほどになりますが、転移もなく後遺症もないと言われています。病院できれいな声のカラオケの先生と出会い、私もカラオケを始めました。先生の声を聴いているだけでも気持ちがいいですね」。

田中紘子さん（72歳）

「私は3年前から甲状腺が小さくなる橋本病という病気になりました。バセドー病は甲状腺が肥大するのですが、橋本病は甲状腺が小さくなる病気です。次第に声が出なくなると言われ、この教室に通うようになりました。そうしたらだんだんと声が出るようになり、今では少し大き過ぎるくらいの声になりました（笑）。腹式呼吸も習いましたし、出なくなると言われた声も出るようになって本当にうれしいです」。

小川五郎さん（72歳）

「私は9年前に脳梗塞を患い、その1年半後にまた倒れ言語障害になって、こちらに通うようになりました。おかげでだいぶしゃべれるようになりました。最初は思っていることがなかなか言葉にならなかったのですが、歌った後は言葉が口から出てくるようになりました。倒れて1年くらいは手足もほとんど動かなくてリハビリを続けてきたのですが、一人でリハビリをするより、カラオケで皆さんと一緒に歌う方がいいですね」。

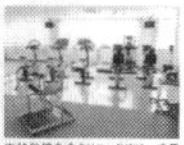

南越谷健身会クリニックでは、多目的ルームのほかトレーニングジムなども併設。また、歌声ひろばやリハビリダンスなど各種スクールも開校している

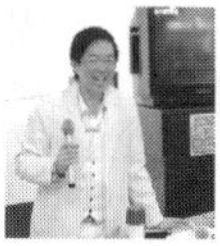

「認知症も治りますよ。そういう方がいらっしゃったら、私が（教室への参加を）ニンチしてあげます」と巧みなトークで参加者を和ませます

19

第5章

深い質のよい眠りが大切

レム睡眠は夢を見る睡眠であり、
ノンレム睡眠は夢を見ません。
ノンレム睡眠の
ステージ一、二は浅い睡眠、
ステージ三、四は深い睡眠です。

私の医院は睡眠研究センターをかねていて
入院による検査も行っています。

目覚まし時計で起きると眠いのは自然に反しているため

朝、目ざまし時計の音で無理やり起きている人はいませんか。目ざましの音や奥さんの声で目を覚ます人のほとんどは、とても眠そうにします。それは無理もありません。無理やり目を覚ましたわけですから、体が「もっと眠っていたい。自然に目を覚ましたい」と訴えているのです。

目覚ましや奥さんの声で目を覚ます人、自力で起きてはいても毎朝眠い人、その人たちのほとんどは、夜間に熟睡できていません。たとえ睡眠時間が八時間であっても、深い眠りであるノンレム睡眠が少なかったり、ほとんどなかったりと、睡眠の質が悪いのです。

睡眠には夢を見る眠りのレム睡眠と、夢を見ない眠りのノンレム睡眠があります。眠りにつくと、まずノンレム睡眠があらわれ、次にレム睡眠へと移行します。そのノンレム睡眠とレム睡眠を、約九〇分周期で一晩に四~五回繰り返します。

毎朝、目覚ましや奥さんの声で目を覚ます人は、ノンレム睡眠からレム睡眠にうつり、寝足りて自然に目が覚めるということではないわけです。そのため、どうしても寝起きが悪く、時間にすれば八時間寝ていても、眠さが残るわけです。

居眠りは、ほんの十分ほどであっても、おおいにリフレッシュできます。その理由は、深い眠りであるノンレム睡眠であるからです。

ノンレム睡眠の特徴は、次の四つです。

・入眠した直後に入る
・夢を見ることはほとんどない
・身体を支える筋肉は働いている
・呼吸回数と脈拍は少なくなる

レム睡眠は夢を見ている眠りで、身体は眠っているのに、脳は起きているような眠りです。レム睡眠も必要な睡眠であり、目覚めの準備状態をつくってくれます。そのため、ノンレム睡眠に入ってしばらくして目覚めると、じつにすっきりとした目覚めになります。

レム睡眠の特徴は、次の四つです。

・眼球がけっこうよく動く

・夢を見る
・身体の力は、完全に近く抜けている
・呼吸や脈拍が不規則になる

睡眠不足は「寝溜め」ではなく睡眠の質で補っている

脳が深い休息状態を続けたあと、眼球が動き出してレム睡眠に移行し、数分から十分ほどで、再びノンレム睡眠に入るというサイクルを、一晩に五回から六回繰り返すのが普通です。しかし、ナポレオンのように、睡眠は一日三時間で十分という英雄もいれば、一日に十時間は寝るというアインシュタインのような大学者もいて、「十分な睡眠」にはバラつきがあり、人によるということがいえます。

「寝溜め」という言葉がありますが、睡眠はじつは毎夜単位なので、「寝溜め」するということはできません。明け方にワールドカップの中継があって、ずうっと見ていて寝不足になったので、今夜は一二時間寝ることにします。そうして、実際に一二時間近くも寝て起きると、なんだか体がだるくて、頭もボーッとしているはずです。

十分に寝て、寝不足を補ったはずなのに、かえって体調が悪くなるのは、寝不足の夜とともに、寝過ぎの夜も、睡眠のリズムを崩しているからにほかなりません。

眠りというのは、不足を補うときには、時間ではなく質で埋め合わせをするようになっています。前日に睡眠が不足していれば、次の日の夜は間違いなく深い眠りになり、眠りの不足を補うのです。

潜在意識を利用すれば簡単に起きられる

睡眠は、眠ってから三時間が最も質が高いことがわかっています。この眠ってから三時間の熟睡は、レム・ノンレム睡眠の一サイクルは約九〇分なので、二サイクルになります。レム・ノンレム睡眠二サイクル以降、すなわち眠りに入って三時間を経過したあたりからは、徐々に眠りも浅くなり、覚醒しやすくなります。

目覚まし時計や奥さんの声で目を覚ますよりも、自然に目を覚ました方がいいに決まっているのですが、毎朝決まった時間に起きる自信がなく、ついつい目覚ましや奥さんに頼ってしまうという人は、潜在意識を利用してみるとよいでしょう。

どのようにするかというと、「明日は六時半に起きる！」「六時半に絶対に起きる！」と、強く自分に言い聞かせて、寝るのです。そうすると、六時半の少し前に目が覚めたりするものです。

早起きしなければならない夜に、目覚まし時計を五時にセットして寝たところ、目覚まし時計が鳴る五時少し前に目が覚めたというようなことありませんか。これも潜在意識によるものです。

潜在意識を上手に利用して、目覚まし時計に頼らない朝を迎えることができるようになったならば、さらに「明日には、残りの原稿を書き上げてしまおう」とか「明日は契約を必ずとるぞ」などと、潜在意識に言い聞かせて眠るとよいでしょう。潜在意識というのは、漠然と思っているよりもはるかに大きな力を発揮するものであり、潜在意識にいい聞かせたとおりに事が運ぶということは、少なくありません。

眠れないときにものを見たり読んだりすると、より不眠症になります

眠いのに起きるのは辛いものですが、寝る時間になっても眠れない辛さは、それ以上か

もしれません。布団の中に入っても寝つけず、だんだん明日の朝起きる時間が気になってきます。そうなると、眠れないことや起きなければならないと思うことがストレスとなって、さらに眠れなくなってしまいます。

そんなときに起きてしまって、ものを見たり読んだりすると、覚醒中枢が刺激されて、かえって脳が興奮してしまい不眠症になってしまいます。

「寝酒」は入眠効果はあっても、かえって眠りの質を悪くする

欧米では、寝酒のことをナイト・キャップと呼び、一般的な習慣となっています。日本でも寝る前に飲むアルコール類を「寝酒」と呼び、不眠に悩んでいる人の三割近くが、「寝酒」を飲んでいます。

アルコール類の睡眠への影響は、摂取量によって大きく異なります。アルコール類には、神経の緊張を緩和する作用があり、寝入りが良くなるので、入眠時間を短縮する効果はあります。しかし、摂取量が多くなると（日本酒で一・五合以上）、ノンレム睡眠の状態が長く続いて、レム睡眠の時間が減り、睡眠の質が悪くなります。

中途覚醒や早朝覚醒も、寝る前にアルコールを大量にとったときの特徴の一つです。飲料アルコールは、摂取後短い時間は眠気を引き起こすものの、数時間すると覚醒させる方向に働きます。

さらに、寝酒が習慣化されると、耐性ができてしまい、毎夜の飲酒量が増えることになり、いつのまにかアルコール依存症になってしまいます。寝酒にともなうアルコール依存症が長期化すると、断酒すると眠れないというような症状もあらわれます。

これは、寝酒が入眠儀式になっているなどの心理的な面での影響もあってのことですが、大量のアルコール摂取は、肝臓をはじめ臓器に悪影響を与えるので、最初から寝酒などしないにかぎります。すでに寝酒が習慣になっている人は、酒類の摂取量や摂取方法に細かな注意が必要です。

不眠症対策として寝酒を飲んでいる人は、ストレス解消のための人よりも、アルコール依存症になる確率が高いという統計もあります。アルコールの入眠効果だけでは足りなくて、睡眠薬と併用する人もいるようですが、そのような行為は自殺行為に等しいといってよいでしょう。

寝る前には、食事をしないほうがよい

食事については、寝る四時間前にはすませておくとよいでしょう。寝る前に食事を摂ると肥満に結びつき、深い眠りを妨げ、胃がもたれるために翌朝の目覚めが悪くなります。「お腹がすいて眠れない」というのは、心理的なものであり、寝る前に食事をしないことが習慣化されると、「眠るとお腹がすいているのを忘れてしまう」に変化します。

そのようなことは分かっていても、どうしても「お腹がすいて眠れない」ときは、入眠効果のある牛乳を一杯飲むとよいでしょう。ゆくりとお風呂に入るのも、眠るための準備としてはよいことです。

最近は、さまざまなダイエットが提唱され、寝る前の食事についても、一日の総摂取カロリーが問題だということをはじめ、さまざまな説が出てきています。それぞれに一理ありますが、食べた物を消化・吸収することで得られた栄養は、まずは身体活動のエネルギー源として優先的に使われ、余ったものがグリコーゲンや脂肪に変化して貯蓄されるという食事と肥満に関する基本は、変わりません。

ヒトが、しばらくは食事をしなくても生きていけるのは、このシステムがあるからであ

り、寝る前に食事をとると、食事から得た栄養はほとんど使われず貯蓄に回され、肥満につながります。その夜の肥満ぶんを、翌日の昼間に取り崩してエネルギーに変えるということは、たしかに可能ですが、そこまでして帳尻をあわせるよりも、寝る前の食事摂取を控えた方が賢明です。

それに、寝る前に食事を摂ると、就寝中高血糖状態が続き、そのこともよくありません。糖尿病の人やその予備軍の人、メタボリック症候群やその予備軍の人は、とくにこの点に注意が必要です。

私は患者さんに、いつも「現代人の治療の基本は、カロリー制限と有酸素運動です。薬物療法は補助的に考えて、体調に合わせて微調整してください」といっています。

運動が大切なのは、運動をして筋肉を鍛えてはじめて摂取した栄養素が有効になるからです。運動をし筋肉の増加があっての食事です。元気はつらつになるには、しっかりと運動をして筋肉を増やすことです。

イビキをかくごとに一歩ずつ死に近づいている

五分で入眠して大イビキの人を、「あの人は豪傑だ」などと評価する（？・）人もいますが、これはとんでもないことです。イビキをかく人のほとんどは、無心に気持ちよく寝ているどころか、その眠りは浅く、酸素不足に陥って苦しんでいるのです。酸素不足は万病のもとであり、「イビキをかくごとに、一歩ずつ死に近づいている」といっても過言ではありません。

かつては「扁桃腺が腫れているから、イビキをかく」とか、「イビキは、その人の体質によるもの」とか、「歳をとれば、みんなイビキをかくようになる」といわれていましたが、イビキはそのようなものではありません。

ただし、「歳をとれば、みんなイビキをかくようになる」というのは、ほぼ正解で、加齢にともなって呼吸筋が老化し、舌根筋群が萎縮し、イビキをかく人が増えます。

なぜイビキをかくかというと、まずなんらかの理由で、呼吸にさいしての通常の空気の通り道である気道が狭くなったり、塞がれたりするからです。気道が狭くなったり、塞がれたりすると、鼻や咽頭（のど）の奥を押し開いて空気を吸い込むことになるのですが、このとき空気が鼻や咽頭（のど）の奥の粘膜を摩擦し、摩擦音が起きます。

　そのわずかな摩擦音が、周囲の組織や気道内の分泌液を振動させ、振動音が発生します。イビキの正体は、その摩擦音と振動音なのです。バイオリンでいうと、弓で弾く弦にあたるのが摩擦音であり、その摩擦音を増幅させるボディの部分が、周囲の組織や気道内の分泌液だということです。

　筋肉が弱くなれば、仰向けに睡眠しているときに舌根沈下して気道がふさがれます。肥満者は、そのうえ気道が狭窄しているので、それがとくに顕著になります。

　バイオリンは、弓を引くときにも戻すときにも、美しい音が鳴ります。イビキはどうかというと、軽いときには吸い込むとき（吸気）に摩擦音、振動音がありますが、吐き出すとき（呼気）には音はしません。しかし、重症化してくると、吸い込むときと吐くときの両方で摩擦音、振動音が起きます。息を吸っているときと吐いているとき、往復でイビキをかいていたならば、かなりの重症であるといえます。

「心身の疲れ」「ストレス」「お酒をたくさん飲んだとき」「肥満」「鼻腔、口腔、咽頭の異常」などが、イビキの原因

イビキをかく具体的な原因としては、まずは起きているときよりも気道が狭くなるということがあります。これは、どんな人にも当てはまることであり、寝ているときは起きているときよりも気道が狭くなり、イビキをかきやすくなります。

そこに「心身の疲れ」や「ストレス」などが加わると、たくさん酸素を取り込んで回復しようと、無意識の内に口で呼吸をするようになります。そのことにより、軟口蓋（なんこうがい）や舌が後方に沈下して、呼吸筋が緩み、イビキをかくことになります。これが、もっとも多い「イビキのパターン」です。

「お酒をたくさん飲んだとき」も、アルコールにより呼吸筋をはじめとする筋肉の緊張が低下して気道が狭くなり、呼吸がしにくくなるため、口で呼吸をするようになり、「心身の疲れ」や「ストレス」などと同じように、イビキをかくことになります。これは、寝る前にお酒を飲むことは、入眠効果があって眠りに入りやすくはなるものの、眠りの質は悪くなるということの大きな原因の一つになっています。

「心身の疲れ」「ストレス」「お酒をたくさん飲んだとき」のイビキについては、原因が分かっているわけですから、それを取り除くことにより、イビキをかかなくなります。しかも、これらはだいたいが一時的なものなので、さほど深刻ではありません。

ただし、「心身の疲れ」「ストレス」「お酒をたくさん飲む」ことが恒常化している人は深刻です。イビキをかき続けるとともに、イビキどころではない悪い影響が身体のさまざまなところに出てくるようになります。

イビキのそのほかの原因としては、「肥満」と「鼻腔、口腔、咽頭の異常」「舌根筋群の萎縮」があります。これらが原因でのイビキは、いずれも深刻です。

肥満がイビキの原因になるのは、軟口蓋や咽頭壁（いんとうへき。口腔、鼻腔および食道の間の筋肉性の袋状の管の壁。咽頭には、呼吸、嚥下、発声などの作用がある）にも脂肪が付いて、咽頭の奥が肥大化することによって、気道が狭くなるためです。肥っている人や、肥っているとまではいかないけれども「恰幅のいい人」の多くは、長年にわたって毎夜大イビキをかいているはずです。

ということは、長年にわたって毎夜酸素不足が続いていて、長年「質の悪い眠り」を続けているということですから、身体が深いところでかなり疲弊してきているはずです。

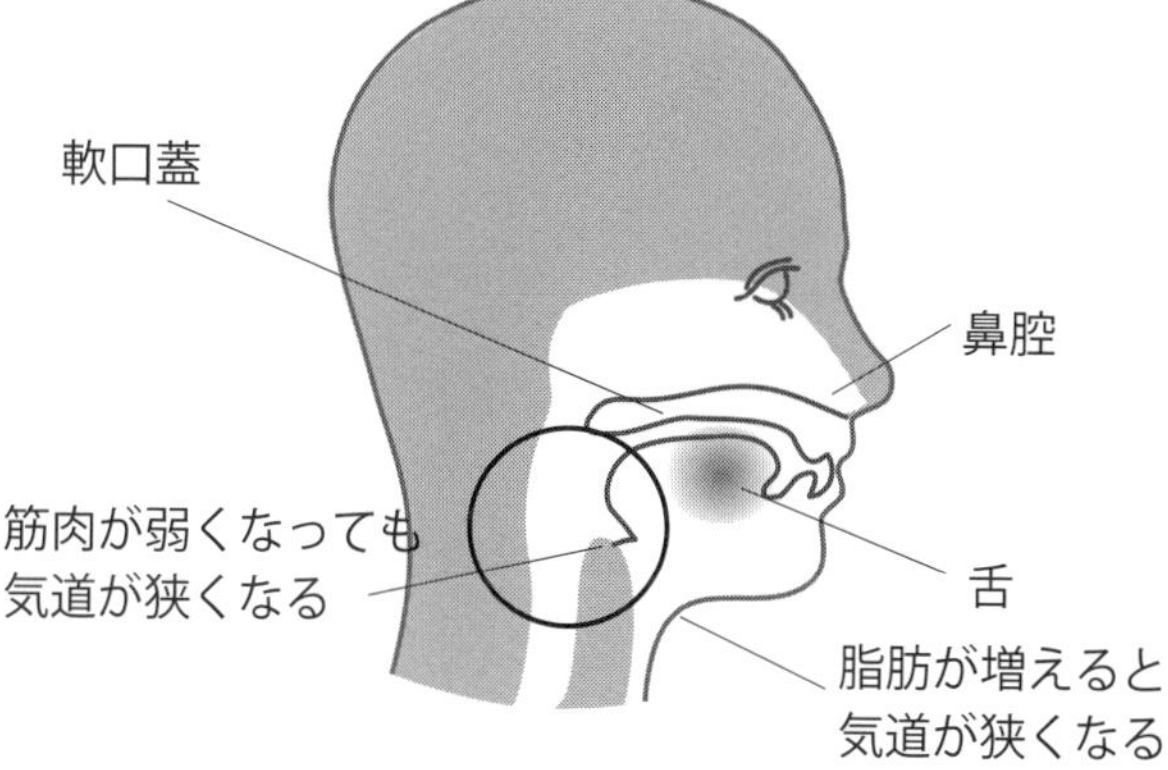

起きている時の気道

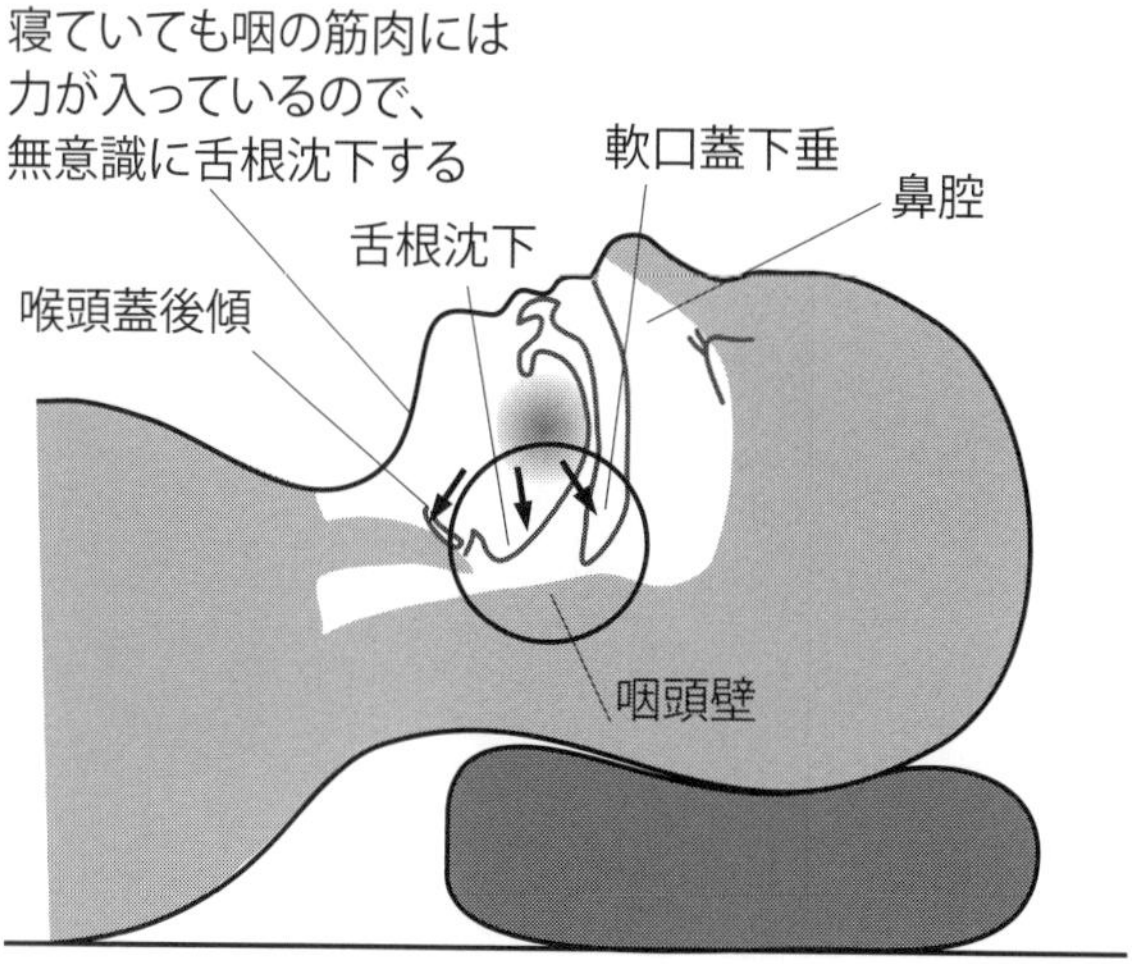

寝ている時の気道

肥っていなくても、鼻腔、口腔、咽頭になんらかの異常があって、気道を狭めたり、ふさいだりしていたときにも、酸素不足と質の悪い眠りが続くことになります。「鼻が悪い人は、イビキをかく」と言われていますが、これは医学的にもそのとおりであるといえます。

無呼吸症候群の無呼吸は、深い眠りのときに起きます

毎晩、一晩中激しいイビキをかいている人をよく観察すると、いかにも息苦しい表情をしていて、あえぐように呼吸をしています。そして、時々イビキが止まり、しばらくするとまた大イビキをかくといったように、変則的な呼吸を繰り返しています。

急にイビキが止まるときには、呼吸も止まっていることが多く、一晩に何度も呼吸が止まる状態を繰り返す疾患は、無呼吸症候群と呼ばれています。無呼吸症候群の患者さんは、睡眠中に何度も無呼吸の状態を繰り返すため、睡眠をとっているにもかかわらず、日中強い眠気に襲われます。

無呼吸症候群のため、日中強い眠気に襲われた患者さんが、パイロットであったり、バスや電車の運転手であったりすることにより、大きな事故につながったということが実際

にありました。無呼吸症候群の患者さんが、乗り物の運転をすることは危険です。

一般に、七時間の睡眠中に三五回以上無呼吸があるものを、無呼吸症候群と呼んでいます。しかし、その無呼吸は七時間の睡眠中にまんべんなく起きるのではなく、ノンレム睡眠（深い眠り）のときによく起きることが分かっています。

眠りが浅くても深くても、無呼吸は眠りの妨げになりますが、深い眠りのときの無呼吸の眠りの質に対する悪影響は深刻です。時間的には寝足りていても、眠くて仕方がないようになります。そのような患者さんが、最近増えています。これは肥満とも大いに関係があるのですが、眠気が強いため、仕事に差し障りが出るなど患者さんの悩みは深刻です。

現在、無呼吸症候群の治療には、シープアップ（ＣＰＡＰ）療法といって、睡眠時に無理やり空気を送り込む方法が主流となっています。シープアップ療法は、効果の高い治療法ですが、神経質な患者さんにかなりの苦痛を強いることになります。

患者さんに苦痛を強いることのない治療方法はないものかと、かねてより研究をしていた私は、二〇〇七年に、ついに無呼吸を感知する機器の開発に成功し、特許を取得することができました。

その機器は、振動するバイブレーターを張っておいて、無呼吸を感じ取る設備を指に挟んでいることで、無呼吸が十秒以上あると反応して知らせるというものです。

Dr．周東が発見、発案（2015年）口唇テープ

かぶれることのないテープを張り合わせて3センチほどにします。そのテープを口唇に縦に張って口を開かないように寝てもらいます。すると、仰向けになっても口は開かないので、自然に鼻呼吸になります。

私が発見したのは、口を閉じていると舌は必ず歯のところにきて気道が塞（ふさ）がれることはないという点です。口を開くと舌根沈下してしまいます。

九五％以上必要な酸素状態が五〇％近くまで落ち込み続けている

無呼吸症候群の患者さんのなかには、呼吸が止まったときの酸素の量が、五〇％台から六〇％台にまで落ち込んでいるケースもたまにみられます。人間に必要な酸素の量は、

九五％以上です。それが五〇％近くまでに落ち込んだ酸素状態を、浅い場合でも一分から二分続けるわけですから、じつに恐いことです。その間、不整脈が発生しています。

低酸素の状態が長ければ長いほど、寿命は確実に縮まります。無呼吸の状態が続いている人の寿命は、十年は縮まっているということをいう研究者もいます。しかし、ものは考えようで、無呼吸の状態を改善することができれば、十年の命をもらったということになります。

無呼吸症候群は、「再灌流《かんりゅう》障害」という血管性の疾患とも深く関係しています。無呼吸によって一時的に血液中の酸素は減りますが、普通の呼吸に戻ったときには、その分一気に酸素が流れ込みます。このとき、脳梗塞や心筋梗塞などにより血管に詰まったところのある人は、急な回復によって活性酸素が大量発生して血管が傷つき、悪化することがあります。

酸素が上がり下がりをくり返す状態が続けば、当然のことながら活性酸素も増えます。そうした刺激が、脳や心臓の血管の内皮細胞の代謝を悪くさせ、血管に炎症を起こさせてしまうのです。今では、そうした状態こそが、動脈硬化の原因になっているともいわれるほどです。無呼吸状態が動脈硬化を強め、高血圧を誘導してしまっているというわけです。

そういう悪い状態を、無呼吸症候群の人は毎日繰り返しているということなのです。

第6章

「酸素力＋水素力」の重要性

細胞レベル・ミトコンドリアの健康

「早期発見、早期対応」のためのクリニック

私は中学生のころから、よく健康に関する話をしました。

塩分はうすいほうがいい、油は少ないほうがいい、動物性の脂肪はよくない。残飯整理はよくない。落したもの、カビがついていそうなものは、口にしない。そんなことをいつも喋っていました。私としては、心をこめて、その人のために話をしていたのです。だけど、母親はそんな私をからかい、「君は衛生課長だ！」と、あだ名までつけられ、がっかりした覚えがあります。

医学生になると、予防医学を目指すために、臨床医学研究会に入部し、さらに東洋経絡塾に通い、食事医学研究会をつくって各学年の医学生たちとともに食事と健康についての研究をしました。

医師になって大学に勤務し、その後に開業しました。

多くの患者さんに接するようになり、「健康生活をしていると確信しているのに、なぜ病気になったのか」と、納得のいかない方の多いことがとても気になりました。それは私にとっての根本的な疑問にもなりました。

医師として、どう対処すればよいかと研究を重ねわかってきたことは、予防医学の大切さでした。「早期発見、早期対応」にまさる治療はなく、「早期発見、早期対応」は予防医学の一環であると言い切るまでにいたったのです。

「早期発見、早期対応」と、「膵臓がん」撲滅のために、一九九八年に計画をたて、二〇〇三年に一六億円をかけて完成したのが南越谷健身会クリニックでした。

私にとっての医療は、この頃すでに「芸術医療」ともいうべきものになっていたので、採算などをまったく考えず必要と思われる最先端の医療機器を導入し、最先端の設備としたのです。

酸素で頭がよくなった

酸素を吸うと脳の記憶力が増して、英単語を覚える数が増えるというデータを、新聞で読んだことがあります。脳は、血液中の酸素全体の四分の一を必要としています。私たちが呼吸している酸素の多くが、脳のために消費されているのです。またそれだけの酸素を吸収しないと、脳の機能は低下してしまうということです。

酸素は呼吸をすることによって体に取り込むものなので、呼吸の仕方で取り込む量が変わります。いつも充分な酸素を摂取できていれば問題はないのですが、現代人の多くは酸素を満足に摂取しにくい環境に置かれているのではないでしょうか。

今日の都市環境で最も心配なのは大気汚染です。車や工場などからの排気ガスは一時よりも改善されてはいますが、きれいな空気だとはいいがたいものがあります。最近は隣国の排ガスや黄砂の飛来などもあり、環境汚染にはとくに注意が必要です。

呼吸を工夫することにより十分な酸素量を取り込んでいても、その酸素が汚染物質と結合していたならば、実際に肺に取り込んで使える酸素の量は少なくなってしまいます。

それに近年の都市の住宅もオフィスも、機密性が格段によくなっています。すきま風などが入らないことはよいことなのですが、それは換気が悪いということでもあります。

そのような部屋の中にいると、徐々に酸素が薄くなっていって酸欠（酸素欠乏）状態となり、仕事や勉強の能率が低下してしまいます。都会で仕事をする人が、緑の木陰で癒されるのは、やはり新鮮な酸素がたくさんあるからでしょう。

仕事や勉強などがストレスとなり、強い緊張状態が長く続くのはよくありません。つい無意識に呼吸を止めてしまったり、浅い呼吸になったりします。それが、低酸素血症に結びつくのです。

低酸素血症いわゆる酸欠状態で最も早くダメージを受けるのは、酸素を一番よく使う脳の細胞です。眠気や集中力の低下、記憶力の低下が起こります。

そんなとき、気持ちを奮い立たせて頑張っても、それほど能率があがるわけではありません。気力だけではダメです。たくさんの酸素を取り込んで脳を活性化させる工夫をしなければ、問題は解消しません。

ときどき呼吸を意識しましょう。そして、定期的に深呼吸をしましょう。それを習慣にしましょう。たったそれだけのことで、体が必要なだけ酸素を補充することができます。

酸素が充分にあれば、脳細胞の働きが活発になり、脳細胞をたくさん使うことができます。「酸素を吸えば記憶力が増す」ということは、充分にありうることです。

あらゆる健康法は酸素に通じる

あるテレビのコマーシャルで、温泉に入った人が「生き返るね～」というのがありました。現在温泉施設、スパ施設は首都圏でもあちらこちらにできて、一時ほどではありませんが、人気スポットになっているようです。たしかに温泉で体が温まると、気持ちがよくなって疲れが取れます。

健康に関する話題では、「栄養ドリンクで元気になった」とか、「こんなサプリメントをとったので骨と関節に効いている」とか、「毎日しっかり歩いて運動をしているのでこんなに丈夫です」ということをよく耳にします。

ストレスを軽減して元気を取り戻す健康法は、じつに盛り沢山です。それらすべてに共通しているのは血流です。方法は違っても血流がよくなっているのです。

人間の体は、六十兆個という膨大な細胞数でできています。細胞の一つ一つが、血液循環によって新陳代謝を繰り返しています。すべての細胞は常に新しい血液の流れを待っています。

血流は、環境の変化や心理の変化により、さまざまに変化します。そうしたなかで、ときとして血流が滞ってしまう部分が出てきます。そのことが、病気の原因の一つになるのです。

血液の役割は極めて重大です。〝冷え症〟は、血流が悪くなったために、体温が低下した状態です。体温が低下したところは新陳代謝も低下しますから、細胞が弱り切って「凝

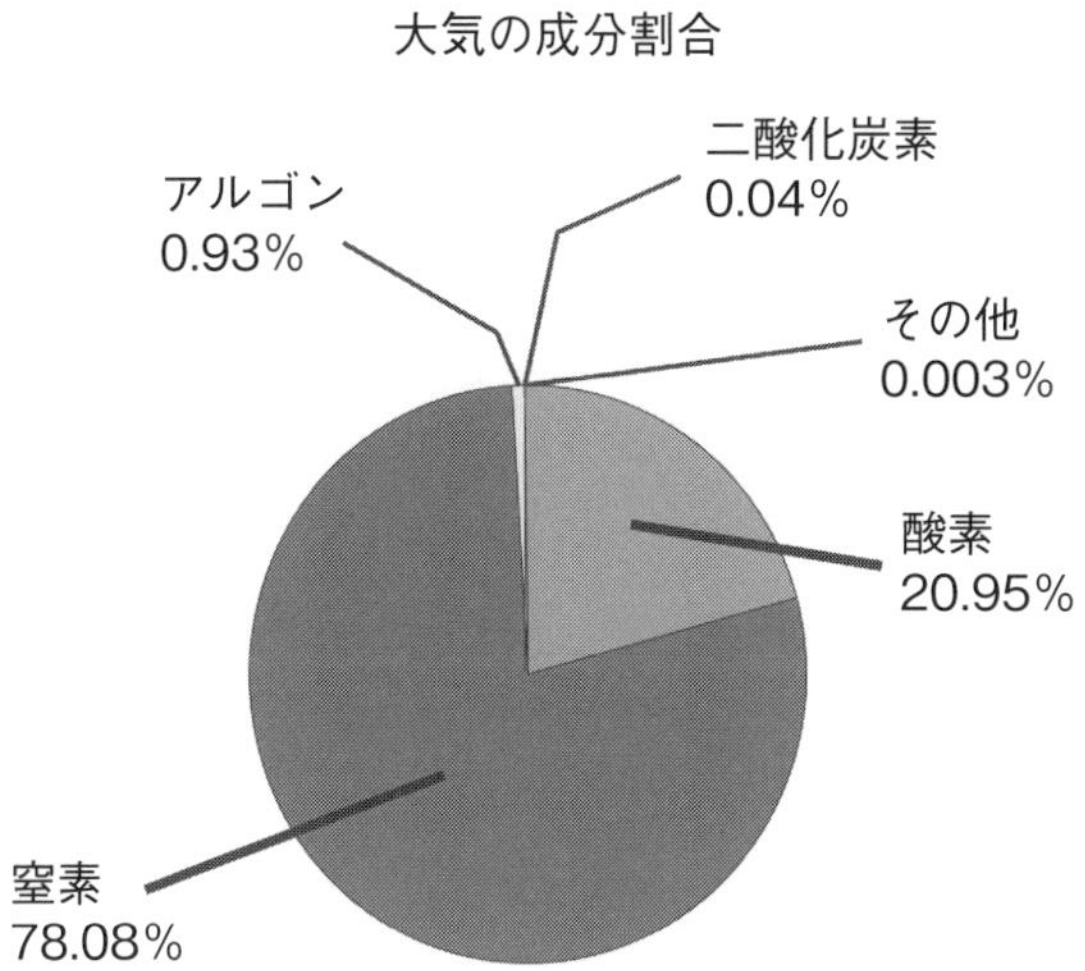

り」という症状になることもあります。

そんなときその患部に温熱を与えると、血流が蘇りだんだんと症状が緩和されていきます。血流が戻ることによって新陳代謝が促進され、患部の細胞が元気になっていきます。

その細胞を元気に蘇らせるよい血流のなかで、中心になっているのは酸素の供給です。体の全細胞にムラなく酸素を行き渡らせることができたならば、病気は改善され、病気にならない体になるでしょう。

酸素は空気の中に二〇・九五％も含まれています。あって当たり前なので、あえて意識することはありません。しかし、現代社会は低酸素血症を起こしやすい環境にあります。

そのため酸素を意識し、酸素を十分に吸収することが未病対策のポイントになると考えます。

「ちょっと調子が悪いな」と感じたとき、タバコを吸うのはよくありません。下策の下です。栄養ドリンクを飲むことは、中策です。上策は深呼吸をすることです。

酸素と心臓

心臓は血液の流れをつかさどる器官です。体の各部位に血液を送り出すために、心臓自身も酸素を必要とします。

冠動脈には三本の血管が通じています。心臓は動脈硬化などである程度固くなってしまっても、いろいろなところで酸素を吸収し、よく働いてくれます。

動脈硬化が相当に進み、血管壁が厚くなってしまって、内部がピンホールほどになったとします。それでも心臓は働き続けてくれます。心臓は、いろいろなところで酸素を吸収しているので、意外に平気なのです。

そのため、動脈硬化が著しい患者さんであっても、激しい運動をしないかぎり、これといった自覚症状はありません。動脈硬化によって血管壁が厚くなり、血管の内腔がかなり狭くなっても、一定の活動量を保つことができるのです。

しかし、これをそのまま放置していれば、たいへんなことになります。ピンホールほどの内腔は、ある日突然、完全に閉塞してしまいます。それが心筋梗塞です。

心筋梗塞を起こしたら、五時間以内に救命措置をとらないと、心臓は止まってしまいます。心筋梗塞の救命措置は、血管ステントの挿入などなので、緊急にその処置を行える病院でないと、患者さんを救うことは難しいかもしれません。心臓の専門医がいない病院、十分な設備のない病院も、心筋梗塞を起こした患者さんを救うことは難しいといってよいでしょう。

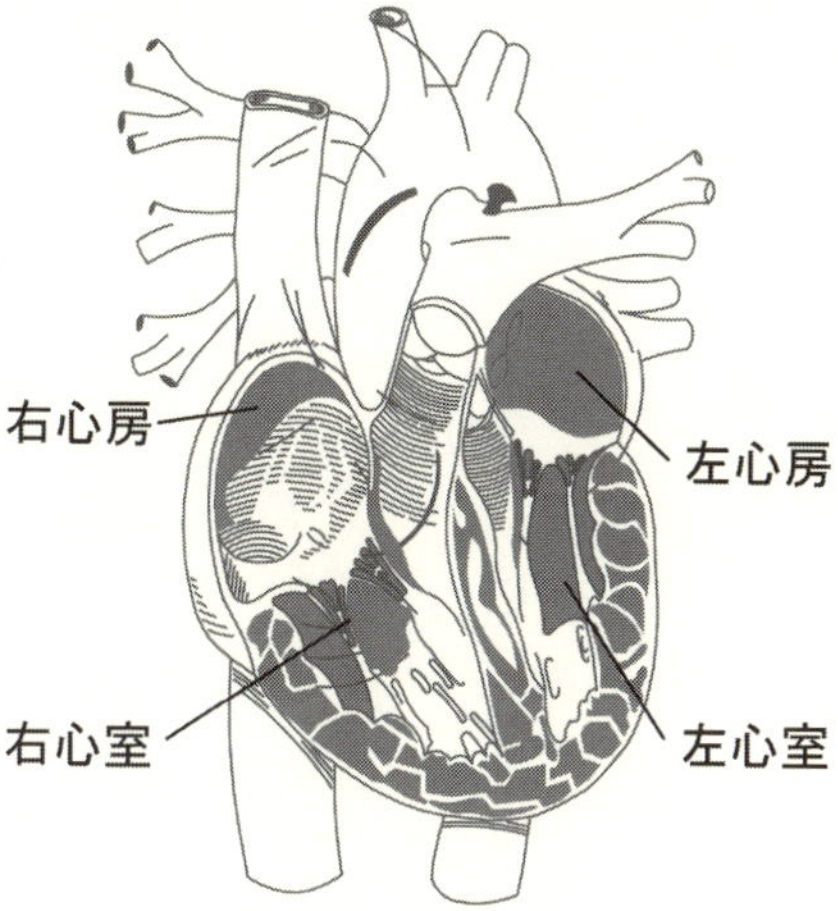

心臓は一番の働きものの臓器です。その心臓の持ち主がこの世に誕生する前から、昼夜休むことなく働き続けています。そのため、当然、酸素の消費量も多くなります。なんらかの事情で酸素が非常に少なくなり、とても疲れていても、全身に酸素を送るために、拍動の数を増やして、その人を助けようと

します。心臓のボランティア精神と忍耐力には頭が下がるのですが、そういう状態が続くと、心臓は着実に弱っていきます。

ですから、心臓にも普段から十分な酸素を供給しておく必要があるのです。そのためにも、動脈硬化を起こさないような生活を、普段から心がけることが大切です。

Dr.周東のおすすめ、よい油を摂ろう

心臓についてぜひとも知っておいていただきたいことがあります。それは、酸素が十分にあっても心筋細胞はエネルギーの60%を脂肪酸に頼っているということです。脂肪酸からエネルギーをつくりだすとき、酸素と水素を使ってミトコンドリアを活性化します。したがって、心臓をよくするためにはよい油を意識して摂ることが必要です。

心不全予防、不整脈予防など、心臓に関する病気予防のためにも、よい油を摂ることをお忘れなく。

解毒作用を促す酸素と肝臓

体は老廃物として二酸化炭素を排出します。血液のヘモグロビンは細胞にまで酸素を運んで、老廃物の一つである二酸化炭素を積んで肺に帰ってくるわけです。二酸化炭素は体にとってはよいものではありません。一種の毒物なので、酸素を取り入れ二酸化炭素を減らすことで、細胞の代謝がよくなります。酸素は体の解毒もしてくれるのです。

体の解毒を行っている臓器といえば肝臓です。肝臓も常に働いていて音を上げることはありません。どんなに過酷な目にあっても、弱音を吐かず頑張って働いてくれるので「沈黙の臓器」と呼ばれています。

肝臓は、脳細胞や心臓とともに、酸素をもっとも必要としている臓器の一つです。にもかかわらず、低酸素状態でも肝臓は一生懸命に働き続けます。酸素がないと本来は苦しいので、痛みなどの症状を訴えるのですが、肝臓は音をあげたりはしません。

そこで、ついつい肝臓に無理をさせてしまいます。その悪い例が、お酒の飲み過ぎです。アルコールは肝臓にとっては大敵です。アルコールは肝臓にとっては戦うべき異物であるばかりか、肝臓を酔わせ、疲れさせてしまいます。

そのことにより、肝臓のダメージが増し、最終的に肝臓が硬くなってしまうアルコール性肝硬変になってしまいます。お酒の飲み過ぎには、充分に注意してください。

肝臓にうまく働いてもらうには、アルコールをあまり摂らないことと、食べ物に気をつけることです。肝臓は血液もつくりますし、免疫もつくりますし、インスリンを改善させる作用もあります。解毒もしますし、栄養の貯蓄もします。

アルチューハイマーに気をつけてください

アルコールによる細胞脱水作用で、肝臓をはじめ脳や膵臓、腎臓が硬くなってしまうことを「硬変」と呼んでいます。肝臓、膵臓、腎臓、脳の硬化症は、それぞれ次のように呼ばれています。

肝臓……肝硬変
膵臓……萎縮膵
腎臓……腎硬化症
脳………脳萎縮

私はこれらすべてを「アルチューハイマー」と呼んでいます。

腎透析にならないようにしましょう

腎臓では、骨髄に働きかけて赤血球の産出を促進させるエリスロポエチンというホルモンをつくっています。

酸素が少なくなると、腎臓ではさかんにエリスロポエチンをつくり、赤血球を増やそうとします。赤血球が増えるとヘモグロビンも増え、ヘモグロビンが酸素を運んでくれるからです。しかし、あまりにもエリスロポエチンを多くつくったり、長いあいだつくり続けたりすると、腎臓が疲れてし

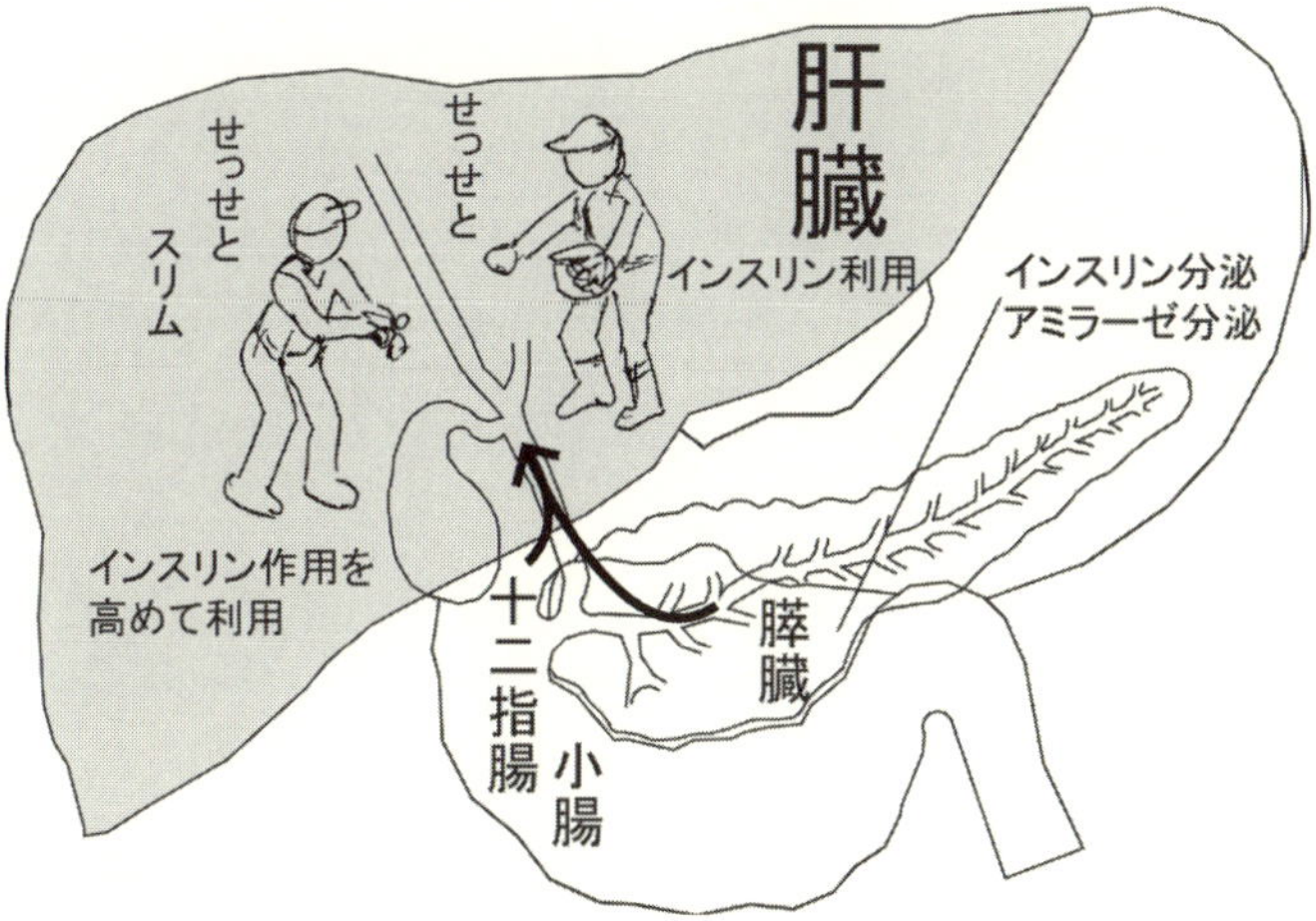

肝臓の図1
元気に働く肝臓には、脂肪肝がありません。
炭水化物、脂質、アルコールなどを摂りすぎると脂肪肝になります。

まって、腎不全になってしまいます。

腎不全になると、エリスロポエチンの産出が障害されますので、貧血がおきることになります。その貧血を腎性貧血といいます。

腎不全がさらに悪くなり末期腎不全になると、人工透析をしなければなりません。人工透析は機械に血液を通し、血液中の老廃物や不要な水分を除去し、患者さんにキレイになった血液を戻すというものです。1週間に2、3度、4時間以上をかけて行ないますので、とても大変です。末期腎不全になる前に改善させるようにしましょう。

酸素が増えると血圧は高くならず腎透析にもなりません

免疫についていえば、食べ物が小腸にいき肝臓にいきますが、小腸・肝臓ともに免疫に深くかかわっています。

肝臓はエネルギー源でもある脂肪酸を産出します。エネルギーに変わった脂肪酸は筋肉などで消費されます。

筋肉のミトコンドリアで脂肪酸を燃焼させるには酸素が必要ですが、酸素が不足してい

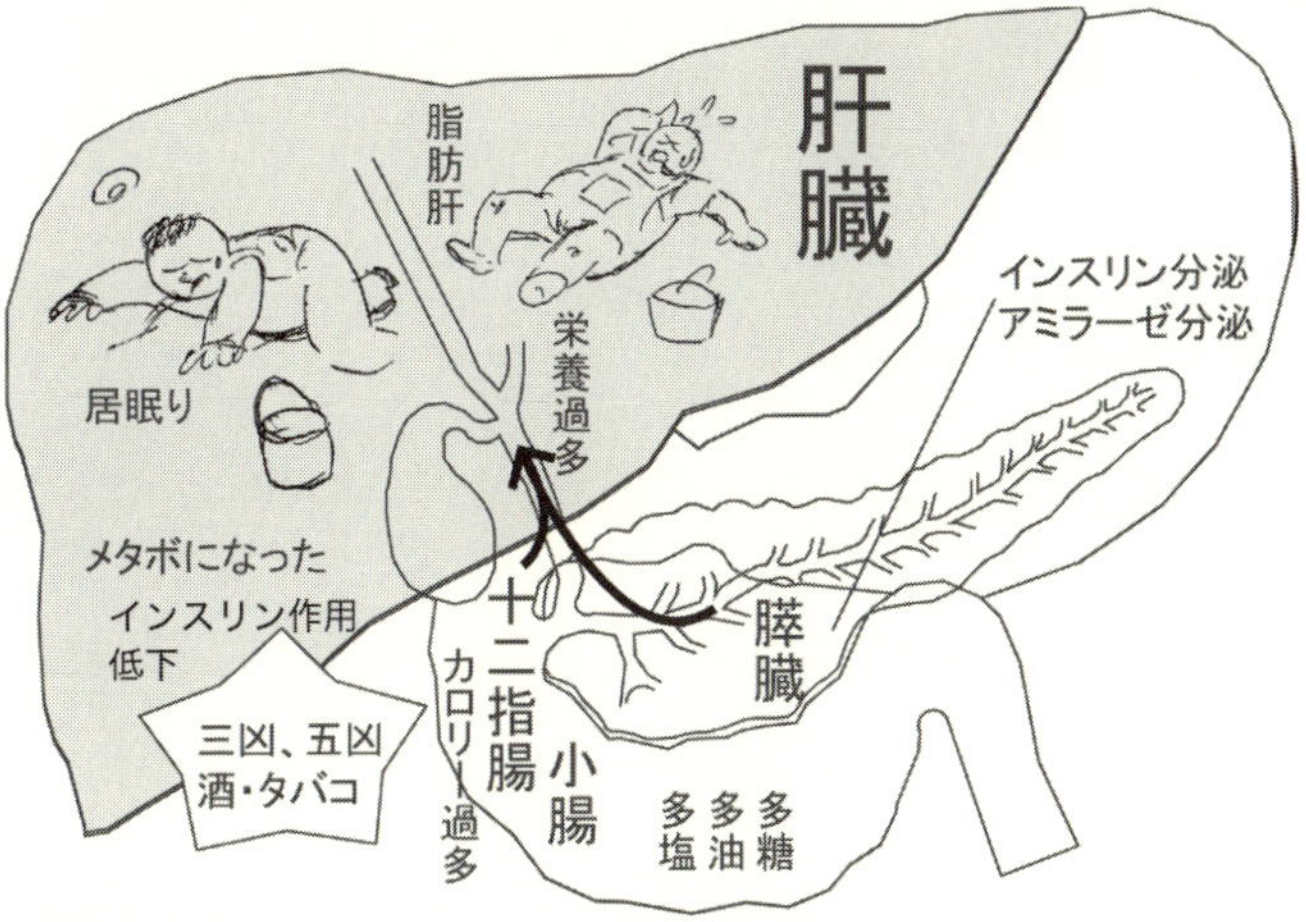

肝臓の図2
脂肪肝になったら代謝が低下し、酵素の働きもインスリン作用も低下します。酸素を与えるとこれらが改善します。

ると脂肪酸をうまく燃焼させることができません。そのため脂肪が肝臓の白色脂肪細胞にどんどん蓄積され、肝臓が肥満した状態になります。それが脂肪肝です。

脂肪肝の患者さんに、高圧・高濃度酸素療法を施すと、脂肪肝の数値がかなり減少することが分かりました。つまり、肝機能を助けるのに、酸素がたいへん役に立つということです。それにアディポネクチンが増えたら、ますますよくなります。

脂肪肝の症状がある場合は、ほぼ同時に各内臓にある脂肪細胞に脂肪の蓄えすぎが見られます。それは「メタボリック症候群」になっているということです。

このようなメタボ症状にならないために

も、メタボ症状になっていたならばそれを解消するためにも、意識的に脂肪酸を多く使い、酸素を多く取り込む必要があります。

酸素は、腎臓にとっても重要です。酸素が増えると腎臓の糸球体がよくなります。糸球体のなかの輸入細動脈や輸出細動脈が拡張しやすくなるので、血圧は高くなりません。腎糸球体がリラックスしていい状態を続けるので、腎透析にもなりません。

膵臓も酸素が多いと楽になり、インスリンの分泌がよくなります。

酸素と食事

新陳代謝とは、古いものが新しいものに次々と入れ替わることです。新しい陳さんから今までの謝さんに。逆になったりもします。代謝には、入れ代わり立ち代わりして、エネルギーの元として食事を取り入れる必要があります。食物は消化・分解され、小腸で栄養として吸収され、アミノ酸などはもう一度肝臓などで再構成されてタンパク質として利用されます。

このような栄養素が身体の細胞で代謝として活用されるには、酵素やビタミン、ミネラルなどが充分に必要です。このことはサプリメントブームが続くことにより、一般に広く知られるようになりました。代謝を助けるものとして、上質な水の摂取、酸素の供給役であるヘモグロビンを合成する鉄ミネラルなども大切です。

どんなに栄養素に満ちた豊かな食事をしても、胃がピロリ菌に感染していたら、胃の状態が悪くなり胃がんになる危険性があります。

体内における代謝という観点からすると、一つのものが欠けただけでも代謝は上手くいきません。栄養、ヘモグロビン、酵素、ビタミン、ミネラルとともに、充分な酸素の摂取を心がけてください。

酸素不足とメタボリック症候群

酸素は生命活動に必須のものです。身体が健康か病気がちかは、酸素をどれだけ取り込めているかにかかっているといっても過言ではありません。

酸素が足りているか否かは、簡単に判断できます。

意識がしっかりとしている。
集中力が保たれている。
そうであるならば、酸素は充分に供給されています。

身体が軽い。
気分が溌剌《はつらつ》としている。
そうであるならば、酸素は万全です。

細胞が「加水分解」するときには水を必要とします。これは、私の持論です。細胞のなかにはたくさんのミトコンドリアがあります。そのミトコンドリアがエネルギーを産出するときに、まずは水の中の水素を利用します。水素によりエネルギー産出機能が動きだすわけです。点火された後は酸素が使われ、どんどんエネルギーがつくられていきます。十分な水素と酸素があることにより、さながら完全燃焼のようなかたちでエネルギー産出がおこなわれ、たくさんのエネルギーをつくりだしていくわけです。

仕事や勉強をしていて、うとうとと眠気に襲われたら、酸素が足りなくなったということとです。気分が塞ぎ、倦怠感でやる気がないときも、酸素が足りていないことが多いのではないでしょうか。

そのような自覚症状に応じた健康管理としては、次の四つがあります。

歩いたりジョギングしたりなどの軽い運動をする。

水を充分に飲む。

サプリメントを摂取する。

酸素を十分に摂る。

人間は、ストレスを感じていたり悩んでいたりするときには、呼吸は小さくなりがちです。また何かに夢中になっているときにも、呼吸は小さくなります。そんなときに、つい「ため息」をつくわけですが、そのことにより酸素を肺に取り込んでいるのです。

軽い運動も、血液循環をよくします。運動で呼吸と脈拍が増加して、酸素が身体中に充分に補給されるので、身体がリフレッシュされます。

酸素は、ミトコンドリアの必須栄養素です。ミトコンドリアは酸素を得て、糖や脂肪を分解してエネルギーに変えます。そのため十分な酸素がないと、糖や脂肪の分解力が低下します。

その結果、体脂肪として蓄えられることになり、メタボリック症候群になってしまうわけです。しかも、そのことによりますますミトコンドリアの数が減少し、悪い体質になっていきます。

メタボになると脂肪細胞が肥大化し、食欲を抑制するレプチン、インスリン受容体の感受性を良くするアディポネクチンなどの分泌を低下させます。そのことにより、メタボ化がますます進んでしまうのです。

中高年がメタボ状態になりやすいのは、酸素の不足とともに、近年の食料事情の大きな変化があります。日本や欧米諸国では、食料、食材は山のようにあり、人々は食を大いに楽しんでいて、ほとんどの人が「飢え」を経験していません。

地球全体では、「今日の水、そして食料を得ることができるだろうか」というような人たちがたくさんいます。それにもかかわらず、日本では日々大量の食べ残しが処分され、賞味期限切れの食材が捨てられています。

それが地球環境の悪化につながるとともにヒトの生活環境の悪化にもつながり、ヒトの病気の遠因にもなっています。近年、生活習慣病についてはさかんに注意が呼びかけられるようになりましたが、生活環境の悪化による病気については、さほどではありません。ここであらためて「生活環境病」と名付け、注意を呼びかけたいと思います。

人類の歴史のなかで、これほど食料が豊かな時代はありません。人類はほんの少し前まで、ずうっと飢えと闘ってきました。そのため、私たちの身体にはいまも飢えには十分な備えになっています。

身体に入ってきた栄養素のなかで、余分なものは脂肪に変え、皮下や内臓に蓄えます。そうして飢えに備えているわけですが、飢えるということがなくなったので、蓄えっぱなしとなり、その蓄えが増える一方なのです。

そのような人類の身体のメカニズムをベースに、メタボリック症候群が増え、メタボリック症候群をベースとする病気も増え続けているのです。

脂肪細胞

メタボリック症候群で、いちばん大きな問題点は、増えた内臓脂肪をそのままにしておくと成人病を引き起こす原因になることです。

内臓脂肪に蓄えられる中性脂肪は、筋肉が活動するときに消費される重要なエネルギー源です。メタボの人は運動不足になりがちなので、筋肉の中のミトコンドリアが少なくなっていて、いくら酸素を与えても中性脂肪がなかなか減りません。

スポーツ選手であっても、短距離選手は運動を無酸素呼吸で行うため、筋肉の中のミトコンドリアは、他の有酸素呼吸による競技の選手よりも少なくなっています。

無呼吸運動で訓練された筋肉は、白色筋肉ともヒラメ筋肉とも呼ばれています。白身魚のヒラメは、ずうっと海底に潜んでいて、ここぞというときに瞬間的に力を発揮して小魚を食べるからです。

他方、長距離選手は筋肉内にミトコンドリアが多く存在し、筋肉内で効率よく酸素呼吸をしています。そのため、血流も非常に良好です。その有酸素運動系の選手に多く見られる筋肉を、赤色筋肉ともマグロ筋肉とも呼んでいます。赤身魚の代表ともいえるマグロは、つねに口を開けて早い速度で泳ぎ回っています。そうして、口に入った小魚を片っ端から食べています。

メタボの人が運動をすると疲れやすいのは、筋肉は増えずに体脂肪細胞が増えているか

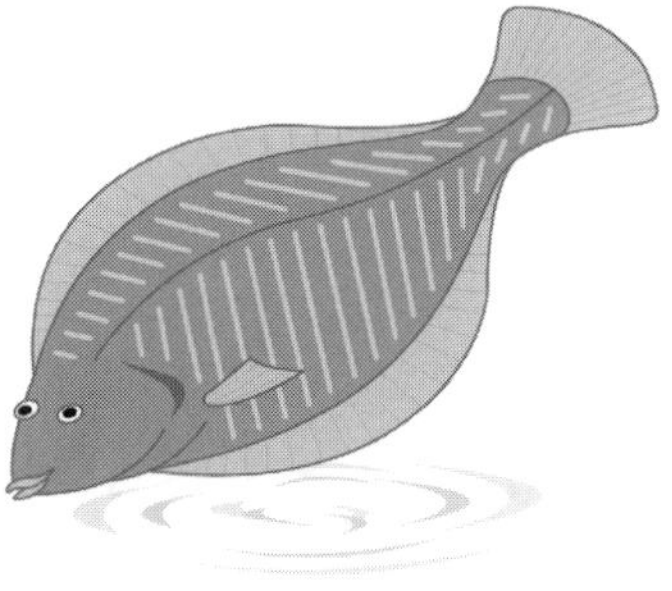

ヒラメ

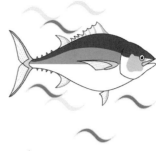

マグロ

らです。しかも、増えた体脂肪細胞の多くは悪玉の大型白色脂肪であるため、正常なミトコンドリアがとても少なくなっています。

体が使うエネルギーは何から得られるかというと、炭水化物、脂肪、タンパク質からですが、そのなかでもとくに重要なのは脂肪です。脂肪は、タンパク質や炭水化物（糖質）の2倍のエネルギーを、体が必要とするときに供給できる状態で保存しています。

人間の体は、脂肪を大量に蓄えることができるようになっていて、脂肪を合成したり分解したり蓄えたりする細胞を、脂肪細胞といいます。脂肪細胞は皮下組織とともに内臓にも多くあり、脂肪細胞の数が増えて大型白色脂肪細胞になり、脂肪細胞に蓄積された脂肪の量も増えた状態が肥満です。

皮下脂肪については、その数が増え蓄積された脂肪も増えて肥ってくると、見た目にも肥満だと分かります。しかし、メタボリック症候群で問題となっている内臓脂肪については、見かけだけでは分からないことがあります。見たところ肥満ではないばかりか、どちらかというと痩せ型であるにもかかわらず、内臓脂肪を十二分に蓄えている肥満を「かくれ肥満」と呼んでいます。

このタイプの人は筋肉が少ないサルコペニア（筋肉量が減少し筋力低下が起きる）かフレイル（体の予備力が低下し、身体機能障害に陥りやすい状態）になってしまう人です。アディポネクチンが著明に減少します。

サルコペニア、フレイルは、超高齢社会の日本では要介護状態に至る重要な要因であり、死んでしまうその日まで元気でいられる健康寿命の延伸を目指すうえで、とくに大切な病態です。サルコペニア、フレイルは、現在高齢者の一〇〜三〇％程度の有病（症）率と考えられています。

脂肪細胞が肥満状態になって、メタボリック症候群の危険性が出てくるのは、食べ過ぎや飲み過ぎと、食べた物を効率よくエネルギーに転換できないときです。

脂肪を効率よくエネルギーに変えるには、さまざまな要素が必要ですが、なかでも重要なのが酸素です。酸素が不足している期間が長くなると、ミトコンドリアの少ない身体になり、脂質は増える一方となってしまいます。

《ミトコンドリアの働き》

※医学博士論文：気管支喘息における干渉低周波(ILF)療法

★Dr周東のつぶやき

若返りのカギは　ミトコンドリア

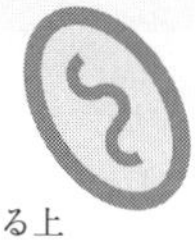

体の細胞の中でエネルギーをつくっているのはミトコンドリアです
老いとは体が持っているエネルギーをつくる能力が低下する事
エネルギーをつくる能力をアップさせることができれば体力がアップする上
若々しく太りにくい体になります。
このエネルギーをつくる能力をアップすることが重要です
ミトコンドリアを増やすことで解決に導きます

ミトコンドリアを増やす方法

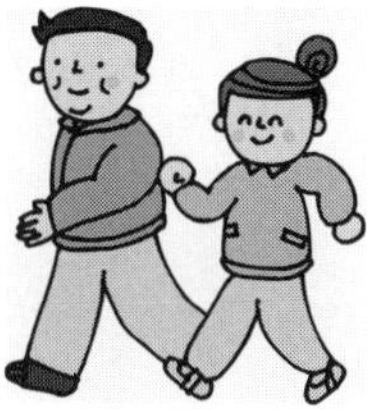

① 温熱療法（リハビリ）
② 電気治療（リハビリ）
③ 有酸素運動（健康広場）
④ 背筋を伸ばす（健康広場）
⑤ 寒さを感じる
⑥ 空腹を感じる

などの方法があります。

ミトコンドリアの異常が生み出す病気

① 生活習慣病　：肥満、高脂血症、糖尿病
② 老年病　　　：アルツハイマー、老化
③ 慢性腎臓病

さあ皆さん　『リハビリ施設』へ　『健康ひろば』へ

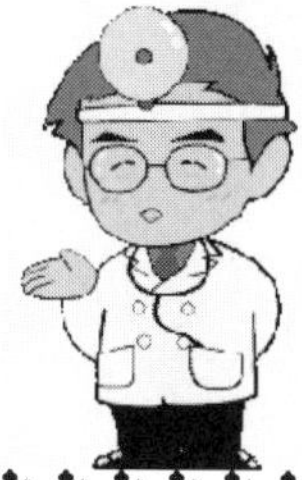

Dr周東の医学博士号の研究テーマは「サイクリックＡＭＰと体細胞」で３０年余前から細胞の賦活の重要性を唱えていました。
電気刺激によるサイクリックＡＭＰとアディポネクチンを増やす方法は長年にわたり色々な患者さんに副作用のない多くの改善効果をもたらし感謝され続けております。

食べ過ぎでも栄養失調の現代人

たくさん食べることのできない人は肥ることができず、食べ過ぎれば肥りメタボの扉を開くことになります。過食による肥満は、栄養が余るためだと思われていますが、はたしてそうでしょうか？

現代人の肥満は、じつは栄養失調が原因だという説があります。毎日三回食事をしていて、三時にはおやつまで食べ、夜はお酒をのんで満ち足りた気分になっているのに栄養失調？　そんなことはありえないと、誰もが思うことでしょう。

毎日豊かな食事をし栄養を摂りすぎ、肥満からメタボになっていたならば、お腹が出っ張っているでしょうが、栄養は十分なので元気で溌剌としているはずです。

それが、腹囲が基準値を上回ると糖尿病、高血圧、心臓病、脳梗塞の危険性が出てくるといわれているわけです。何かおかしいとは思いませんか？

食べ過ぎでも栄養が行き届き、余った分で肥るなら、病気にはならないはずです。ということは、食べたものが身体の必要な部分（ミトコンドリア）に行き渡らず、脂肪として蓄えられてしまったということではないでしょうか。

肥満は、それぞれの人の体質にもよります。どれだけ食べても肥れないという体質の人は、たしかにいます。これは、食べたにも関わらず、栄養が効率よく身体に利用されていないということなのです。

どうしてなのでしょうか？

食べた食物は、胃で消化され、小腸で吸収されて血液のなかに取り込まれますが、それが身体の細胞で利用されるには、ビタミンやミネラル、酵素などの働きが必要です。近年サプリメントへの関心が高まっていますが、それは豊富な食料事情と裏腹な問題があるからです。

人類はほんの少し前まで食料はほぼ自給自足で、近くでとれた食べ物を食べていました。農業も農薬や人工肥料などを使いませんでした。それが、農業、牧畜、水産が大きく変わり、食料事情もはるかかなたの国から大量に加工食品を輸入するなど、様変わりとなりました。

その結果、同じ食材であっても、含まれているミネラルの量が極端に少ないなど、困ったことが起きているのです。いまの時代を生きている人は、昔と同じ量の野菜を食べても必要なミネラルは昔の十分の一程度にしか摂取できなくなっているのです。

ですから、多くの人がいくら肥っていてもビタミン不足、ミネラル不足になっています。なかでも鉄の不足、亜鉛の不足は深刻で、アレルギー疾患の主要な原因の一つであるという説もあります。

鉄は、ヘモグロビンの活動に必須のミネラルであり、ヘモグロビンは酸素の運搬役です。ほかのビタミンやミネラルも、身体のエネルギー代謝に不可欠なものです。そのエネルギー代謝の潤滑油的なビタミンやミネラルが不足すると、必要な量を食べていても、その栄養を身体が十分に活用できないのです。それが今日の現状なのです。

車でたとえると、食べ物はガソリンです。必要な量をたべているということは、車を走らせるのに必要なガソリンは補給できているということです。しかし、ガソリンが十分であるだけでは、車は走りません。オイルも必要です。オイルが十分でなければ、エンジンが正常に回っても馬力を上げることができません。さらにオイルがなくなってしまえば、たとえガソリンはあっても車は走りません。

今日の私たちの食料事情は、そんな矛盾に悩まされているのです。私たちは、かつてないほど食べ物に恵まれた時代に生きていて、かつてないほどにさまざまな種類の食材を大量に摂取しています。それにもかかわらず、食材にも私たちの身体にもビタミンとミネラルが不足しているために、食べ物の栄養がエネルギーに変換できずに蓄えられてしまっているのです。

つまり、現代人の多くは栄養失調で、肥満・メタボになっているのです。

Dr．周東の提案

ウエスト周囲の脂肪量は腹囲で見ることができますが、現在のBMIは身長の高い人も低い人も区別しないで一律に腹囲のみを見ています。そこで私は腹囲を身長の2乗で割ったものをWCIと名付け、これによってより正確にウエスト周囲の脂肪量を見ることを提案しています。

サプリメント、その前に

最近のテレビなどの健康番組で、どうして肥満・メタボになるのかが解明され、糖を分解してエネルギーを生み出す細胞のなかにあるミトコンドリアの役割なども紹介されています。そのことにより必要な酵素やビタミンなどのことが、よく知られるようになりました。

肥満やメタボで必要とされるミトコンドリアの手助けとなるサプリメントは、コエンザイムQ10、αリポ酸、Lカルニチンなどです。さらに必要なミネラルはというと、身体に吸収しにくい鉄ミネラルです。これらのビタミンや酵素は、どれもがダイエット用のサプリメントに部類されていますが、男女を問わず食べたものを効率よくエネルギーにするために必要な栄養素といえます。ビタミンに属するLカルニチンは、細胞での脂肪酸代謝を促し、健康長寿ホルモンであるアディポネクチンを分泌させるために特に大切です。

現在は、加工食品、インスタントフーズはもちろんのこと、生野菜までもがミネラル不足になっています。それらを食べればカロリーを得ることはできますが、そのカロリーを燃焼させるものが充分ではないので、脂肪に変わってしまい、体内に蓄積されることになります。

サプリメントについては賛否両論ありますが、食の現状を見る限り、サプリメントに頼ることを否定することはできないといってよいでしょう。

サプリメント摂取については、コエンザイムQ10やカルニチンなどに絞り込まないことが大切です。ビタミンやミネラルは、すべてがそろって初めて力が発揮できるので、総合ビタミン剤を基本にすることをおすすめします。

それに加えて、もう一つ大事なサプリが、酸素です。酸素は、空気のなかに普遍的に存在するものなので、あまり意識されませんが、酸素はエネルギーを生み出すおおもとです。

サプリメントの前に、酸素をいかに効率よく身体に取り入れるか、自分の生活のなかで、酸素は充分か、きれいな空気を吸っているかどうかを考えてみる必要があるでしょう。

水素には悪玉活性酸素ヒドロキシラジカルを消し去る作用がある

酸素は身体に必要なものですが、あたまに「活性」がつく活性酸素は悪いものだということになっています。

活性酸素といわれるゆえんは、電子のつながり方が不安定で、不足しているからです。

私たちが呼吸をしている酸素は、二つの酸素原子が結合した状態でほぼ安定しています。

しかし、やや不安定であり、すぐに他の物質と結合して酸化物にしてしまいます。

私たちの身体は、この酸素の力をＡＴＰというエネルギーを取り出すために利用しています。血液によって運ばれた酸素は、細胞内のミトコンドリアで電子のやりとりなどをするのですが、その過程で、酸素の一部がより不安定な状態で結合します。そのことにより、足りない電子を他から奪って安定しようとする強い力を持つラジカルになり、そのような不安定な酸素の状態を、活性酸素と呼んでいます。

活性酸素には善玉と悪玉があります。生きるために活性酸素を利用して酸化反応を行なうのですが、このときに用いられる活性酸素は善玉です。

活性酸素には次の四種類があります。

スーパートキシド

一重項酸素

過酸化水素（水素原子と結合している）

ヒドロキシラジカル

水素は細胞内でヒドロキシラジカルを消してしまう作用のあることが、さまざまな方法で確認されています。

しかし、哺乳類には水素を発生させるバクテリアであるヒドロゲナーゼがないので、水素が人体に対して何らの効果を与えることはないとされていました。

それに、酸素と水素か反応するには５８０℃以上の温度が必要なので、ヒトの体内で酸素と水素が反応することはないとされていました。

その「水素の常識」が、２００７年にひっくり返されました。『Nature Medicine』に太田成男・日本医科大学大学院教授らの論文が載ったからです。『Nature Medicine』に論文が載るということは大変難しいことであり、専門の学会で承認されたようなものです。

水素は脂質領域にとどまる性質があり、脂質領域内で悪玉活性酸素であるヒドロキシラジカルと反応し、最終的にはヒドロキシラジカルを消してしまいます。

水素は水に溶けなくはなく、１、２秒で抜けてしまうわけでもない

中学校の理科では、水素は水に溶けないと教えているようです。しかし、それはアンモニアや二酸化炭素のようには溶けないということです。水素は厳密には「水に溶けにくい」

ということです。

水素は1気圧、21℃で1リットルの水に1・6㎎溶けます。これは濃度にすると1・6PPmです。1PPmは重さにすると100万分の1です。水素は宇宙で一番軽い物質なので、重さでみると物凄く小さくなってしまいます。中学校で「水素は水に溶けない」と教えるのは無理もないことです。

水素はそれくらいしか水には溶けないので、ヒトの体内に大量に入ることはありません。しかしながら、大きな力を発揮します。

水素はすぐになくなってしまう、ということもいわれていますが、1、2秒でなくなってしまうわけではありません。水素が抜けやすいのは確かですが、コップに注いでおくと3時間くらいで半分くらいになる程度です。

水素水を飲むと、染みこむように体内に入っていきます。血液のなかにも入り、血流にのって全身を循環し、各臓器に届きます。

水素水を点滴することによる効果は、すでに多く発表されていますが、私の症例では、これまでの治療では改善させることができなかった橋本病の抗体が改善し、リウマチ因子が減少したということがありました。病んでいるミトコンドリアを改善させてくれたからでしょう。

超高齢化時代を先頭きって走っている日本人だからこそ必要

水素の悪玉活性酸素ヒドロキシラジカルを消してしまう作用をうまく利用すると、酸化ストレスが原因の一つとなっているすべての病気を改善できるはずです。

活性酸素はすべて悪玉ではなく、感染防御の重要な役割を果たしてくれることもあります。血管を弛緩させ末梢の血流を確保する役割も果たしてくれています。細胞の分化やシグナル伝達にも重要な役割を果たしているようです。

しかし、ときとして私たちのからだの正常な細胞を攻撃することがあります。凶悪な活性酸素によって正常細胞が攻撃されると、細胞膜の脂質が酸化し、細胞で行なわれる「栄養と老廃物」の出し入れが、スムーズにいかなくなります。

凶悪な活性酸素の攻撃により細胞の核が損傷すると細胞が死滅することもあります。ＬＤＬコレステロールが、活性酸素により酸化されると血管のさびによる老化が進みます。これら活性酸素による酸化ストレス状態が続くと、私たちの体を構成するすべてのＤＮＡ

やたんぱく質、脂質、糖質が酸化されてしまいます。

その酸化されたＤＮＡ、たんぱく質、脂質、糖質が、さまざまな病気において蓄積されていることがわかってきました。

糖尿病では、酸化された糖とたんぱく質が結合し、異常な糖化たんぱく質が増えていることがわかっています。

動脈硬化を起こした血管は、酸化された脂質が蓄積し、血管の内腔が狭くなり、血液が流れにくくなっています。

高齢者に多いアルツハイマー病、パーキンソン病などの脳の病気でも、酸化したたんぱく質などが蓄積しています。

それに、酸化ストレスによって細胞が損傷を受けると、その細胞はがん化しやすくなります。

そこでどうするかです。

活性酸素を直接除去しなくても、活性酸素を取り除き無害化する方法はあります。私たちの体内の抗酸化作用を活性化させればよいのです。

活性酸素が発生しそうなことをやっていても、案外平気な人がいます。それは「細胞感受性」が人によって異なるからです。平気な人は体内での抗酸化作用が活発なのです。

人によってかなり違いがありますが、若い人はだいたい抗酸化作用が活発だといえます。あくまで一般論ですが、高齢になるにしたがって抗酸化作用は低下する傾向にあります。したがって、高齢者はとくに抗酸化作用を高める努力をしなければなりません。

現在、日本人は人類史始まって以来の超高齢化時代を先頭きって走っています。ですから、日本の高齢者はとくに「抗酸化力」を高める努力をしなければなりません。

その意味でも水素の活用はとても大切なことになってきているように思われます。

第7章

最先端検査機器が、
進化し続けている

早期発見、早期治療が基本

ガンであっても早期に発見し早期に治療に入れば必ず治ります

病気というものは、早く見つけ、早く処置したならば、必ず治ります。それもとても簡単に短期で治るため、精神的なダメージも経済的負担も仕事や勉強へ影響も、軽微なものですみます。

最近急激に増加している小児喘息も、小さいときに発見し、適切に治療しておけば、たいていは一、二、三歳までに治ります。しかし、親が子どもが小児喘息であるということに気づかず放っておくと、七、八歳ころに最も重症化します。それはかりではありません。そのまま成人になるまで小児喘息を引きずり、成人型の喘息に移行してしまい、喘息と一生のお付き合いになるということもけっして少なくありません。

その挙げ句に、「喘息は遺伝的要素が強いから……」と、多くの患者さんが諦めてしまいます。アレルギー疾患である喘息は、たしかに遺伝的要素は強いのですが、諦めるしかない、治らない病気ではありません。早期に発見し、早期に体質改善治療しさえすれば必ず治ります。

いまではガンも早く発見しさえすれば、怖い病気ではなくなりました。日本人に一番多い胃ガンも、早期発見したときの治癒率は、ほぼ一〇〇パーセントに達しています。大腸ガン、直腸ガンについても、治療率は九五パーセントです。女性が心配する乳ガンも、一応の治癒と見なされる一〇年生存率が、じつに九〇パーセントになっています。

それにもかかわらず、「病気が見つかると困るから……」と検診を受けない、受診もしないという人が意外に多いのです。そのため、できるだけ早期に病気を見つけて、しっかりした治療を加えるとともに、今までの生活習慣、生活環境を見直し、改善する努力をするように呼びかけています。免疫力の改善、さらなる向上を工夫することも、とくに高齢者には大切なことです。

病気、医療の情報は溢れているが、それらをもとにした自己判断は危険

ノドの渇きや頻尿があり、糖尿病を自覚していた患者さんがいよいよ悪くなって、もう

これは仕方ないと、私のクリニックに来られました。

「糖尿病との自覚がおありだったなら、もっと早くいらっしゃればよかったのに」

そう申し上げると、

「現代医学をもってしても、糖尿病は治らないではないですか。それにもかかわらず、食事制限はされるし、血糖値を下げるためにインスリン注射もされ、無理な運動もさせられるのは分かっています」

憮然として、そうお答えになりました。おっしゃることはスジがとおっていて、かなりの知識人とお見受けしました。

「たしかに糖尿病そのものを治す治療方法は、まだ見つかっていません。それにもかかわらず、食事制限、運動、服薬、インスリン注射をお勧めするのは、糖尿病の重症度にあわせて進行を止めるためと体質を改善する方向に持っていくためです」

そう申し上げると、わが意を得たとばかりに、うなずかれます。

「しかし、現在のあなたの糖尿病の進行状態だと、極端な食事制限、インスリン注射は必要ありません。体質を改善するようにもっていきます」

私が、そう言うと、

「えっ、そんなことがあるのですか！」

と、目を輝かされました。

「かなりの食事制限が必要になるのは、糖尿病がかなり進んだときです。インスリン注射も同じで、かなり症状が進んでいるときには期間限定でやっていただきますが、いまくらいだと必要はないでしょう。ただし、いまあなたが毎日食べているものをチェックさせていただき、食べるのを止めていただくことがあるかもしれません。それに、いま食べている量の四割ほどのカットを指導させていただきます。さらに三食の食事前に三分間の筋トレ、肩まわし、スクワットなどをやっていただきますよ。健康カラオケなどもいいのですが、これは趣味の問題ですから」

そのことを聞くと、狐につままれたような顔をされましたが、私のいったことは本当です。かなりの食事を制限し、インスリンで血糖値をコントロールし、進行を防ぐというのが、現在の糖尿病の一般的な治療方法です。しかし、症状が軽ければ正しい食事療法ですみますし、インスリン注射も必要なく、健康な人と変わらない生活をしていただくことができます。

現在は糖尿病医療も進み、たくさんの引き出しがあります。患者さんの糖尿病体質の変化に合わせて治療方法、治療薬を選択し組み合わせていきます。糖尿病体質の変化は、患者さんそれぞれであり、一ヶ月ごとに変化する人もいれば、三ヶ月ごとに変化する人もいます。

さらに、食後に小腸のL細胞で産出されるGLP―1の作用により、全身の細胞の代謝が活性化することが分かっています。DPP4阻害剤が、GLP―1をより長く体内に存続させて細胞を活性化させることも分かっています。DPP4阻害剤が、糖尿病はもちろんのこと、肥満改善などにも使用されているのはそのためです。

またSGLT2やSGLT1など、新しく登場した医薬には、体内の活性酸素による酸化ストレスを改善することによって血管を保護し、心筋梗塞や脳梗塞を予防する作用があり、発がんの予防効果もあります。SGLT阻害剤はDPP4阻害剤とともに腎臓、膵臓、血管など、内臓を保護する作用もあります。

このときの患者さんにかぎらず、最近は病気に関する情報がかなり浸透しているので、あらかじめご自分で診断をされ、ご自分の病気のことを調べられてから、クリニックに来られる方が少なくありません。その方々の病気に関する知識は、けっして間違ってはいないのですが、ときに勘違いや適用の誤りが見られます。

病気についての知識、健康についての知識を正しく身につけることは、大切なことではありますが、ご自分だけで判断することは避けられた方がよいでしょう。勝手に薬を中断することでリバンド（はねかえり現象）することがあるからです。多くの医師は、何十年にもわたって毎日毎日進歩した治療薬の知識を積み重ね、正しく治療してくれます。医師としての勘もずいぶん磨かれているものです。

「症状のないうちに」は「上策」、「病気になってから」は「下策」

東洋医学に「未病」という考え方があります。病気になりやすい状態、病気ではないがかといって健康ともいえないグレーゾーン、それが未病です。

現代医学の言葉に直すと、免疫力の低下、新陳代謝の機能低下、あるいは体液の酸性化などが、未病と呼ばれる状態でしょう。その「未病」の状態を、私は「病気体質」（＝病気になりやすい体質）と呼んでいます。

この「未病」の段階、「病気になりやすい体質」になってしまった段階で、体質の変化に気づき、健康から病気へと傾きかけているということにも気づき、はっきりと発病する前に改善することが理想であることは、いうまでもありません。成人病、生活習慣病、メタボリック症候群のように、自覚症状なしで進行する慢性病では、とくにそのことが大切です。

生活習慣病についての講演では、私はまず次のように言います。

「症状のないうちに病気の根っこを見つけましょう」

そして、その次に「病気は、小さな症状のうちに発見しましょう」といいます。孫子の言葉を借りるならば、健康を守り病気を克服する「上策」は、「症状のないうちに病気の根っこを見つける」ことです。「中策」が「症状が小さなうちに病気を発見する」ことです。「下策」は「病気になってから治療をする」ことであり、さらに「下策の下策」が「病気になっても、我慢できなくなるまで放っておく」ことであるといえるでしょう。

さらに自分自身の健康管理は症状に頼らないことも大切です。

予防医学の観点から

二一世紀は「予防医学の時代」ということが、二〇世紀のころからいわれていて、私たちはいまその二一世紀に生きていますが、「予防医学の時代」との実感は、ないのではないでしょうか。日本ではむしろ深刻な「少子高齢化の時代」に入っていて、その実感ならば、ほとんどの日本人にあるのではないでしょうか。

私はいつも「予防に勝る医療はない」と大声をあげていっています。予防医学では、予防の内容を一次予防、二次予防、三次予防の三つに分けています。一時予防は食事、運動、ストレス解消で、二次予防は症状に頼らずに検診で異常を見つけて対応すること。三次予防は症状について徹底して原因追及することです。

この「予防医学の三段階」と、私の「健康を守り病気を克服する三策」とを合体させると、次のようになります。

1．自分のベスト・コンディションをよく知っておく

正常時の自分の体温、血圧、体重を把握しておくことは、異変をキャッチするうえで大切です。常に自分の体調に気を配る習慣を、ぜひ身につけてください。

2．定期的に検診（無料）を受ける

検診で異常といわれたら必ず原因を追及してください。

無料検診の場合は、定められた項目が少ないために病気が見えてこないばかりか、ヘンに安心感をもたされてしまうこともあります。

「毎年検診を受け、ずうっと正常だったのに、なぜこんな大病にかかったのでしょうか」と、悲しまれる患者さんが少なからずおられます。

3．定期的に人間ドック（有料）を受診する

健康への関心が高まり、男四〇歳、女三五歳からは「人間ドック年齢」といわれ、人間ドックの受診者が増えています。

人間ドックを受診するときには、同じ施設で定期的に受けてください。過去の検査デー

タと照らし合わせ、変化をみることで、より確実に異常をキャッチできるからです。

4．検診・人間ドックの結果を過信しない

気をつけなければならないのは、人間ドックは見過ごし見逃しが少なくないという点です。人間ドックといえども身体のすべてを検査しているわけではなく、元来健康な人が受けるものであり、多くのデータを流れ作業でみるなどのことにより、そのようなことになってしまうのです。主治医がおられるならば、病気にならなくても一年おきくらいに必ず主治医のところで同じ検査をしてもらうことです。主治医のほうが行き届いていて、丁寧な場合があります。

人間ドックの結果を過信したことにより大病を見逃したケースに、不動産屋の社長さんがおられます。その社長さんは、毎年二回、大学病院の人間ドックに行っていましたが、ある日、胸が痛くなったので、私のクリニックを受診しました。

さっそく検査をしてみたところ、なんと肺ガンになっていたのです。しかも、ガン細胞が脳にまで転移していました。こんなことがあると、年二回の人間ドックは何のためにあるのか、わからなくなります。

症例によっては、内臓にはまったく転移がないのに、骨にだけ転移していた例も数例ありました。ということは、年に二回の検査では足りないということでもありますし、ときにはそれまでやっていなかった検査をやった方がいいということでもあります。

膵臓はデリケートな臓器ですが、どんなに苦しくても悲鳴をあげない、症状が出にくい臓器でもあります。そのため「沈黙の臓器」とも呼ばれています。

膵管の内圧が上昇したり、膵液分泌が過剰になったり、感染した胆汁が膵管内に逆流したりすると、貯留している消化酵素が膵管内で活性化してしまい、膵臓じたいを消化してしまうことがあります。その状態が膵炎です。

膵臓じたいを消化しているわけですから、膵炎になると膵臓は悲鳴をあげて当然なのですが、膵臓は「沈黙の臓器」であるため、悲鳴をあげないことがよくあります。その状態を患者さんに即していうと、「膵炎になっているにもかかわらず自覚症状がない」ということになります。

自覚症状がないので、膵炎になってもなんの治療もしないということでは、たいへんなことになります。膵炎が重症化すると治らなくなってしまいますし、膵臓がんに発展してしまうケースもあるからです。

先日も当院のＭＲＩが最先端であることを聞きつけて、毎年検診を受けている患者さんが、一度超精密検査を受けてみたいと当院のＭＲＩ検査を受けました。

そうしたところ、膵臓に問題はありませんでしたが、膵臓の下にある腎臓にがん腫がみつかりました。そこで、私はすぐに禁酒していただきました。

アルコールは人体にとって異物なので、膵臓、肝臓、腎臓によくありません。そのうえいまのお酒の多くには防腐剤が入っています。その「防腐剤入りアルコール」が、膵臓、肝臓、腎臓の大敵なのです。

腎臓にがん腫があった患者さんは、すぐに禁酒したのと発見が早かったために、ほどなく完治しました。

5. 小さな症状をバカにしない

咳や微熱など、ありふれた日常的症状に、重大な病気が隠れていることは珍しくありません。大きな病気も、はじめは小さな症状です。日常的な症状だからといって、バカにし、軽視してはいけないのです。神経質になる必要はありませんが、油断大敵ですので、変調がしばらく続くときは、かかりつけの医師に相談し、検査を受けることをお勧めします。

全身エコー検査は、体にゼリーをつけるだけで、痛みはまったくなく、全身の状態がよくわかります。

検便で、胃ガンや大腸ガンを発見することができます。目眩（めまい）を訴えて来院した女性に、念のためにと検便をすすめたところ、大腸ガンを発見したこともありました。

全身超音波検査のすすめ

当院では、超音波（エコー）診断の専門医による、全身超音波検査を行っております。この検査は約5分少々と短時間で。苦痛もなく全身の臓器検査ができます。検査をご希望の方は、診察時または受付にてご相談下さい。

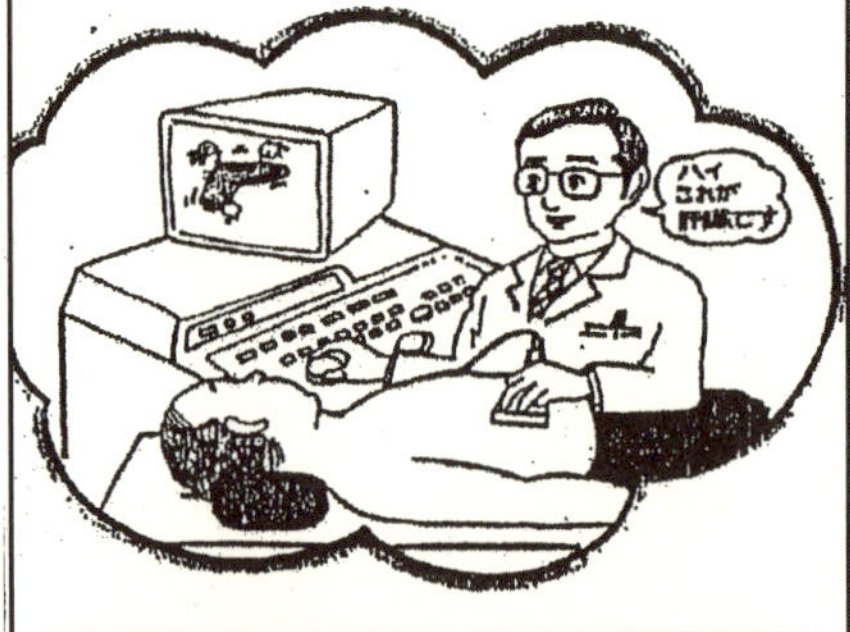

内　容

甲状腺・肝臓・胆のう・膵臓・腎臓・脾臓・腹部大動脈・膀胱・リンパ節・子宮／卵巣／乳房（女性）・前立腺（男性）

症状のないうちに検査を受けて
毎日の健康管理に努めましょう

電話での予約も可能です。

大腸ガンによる出血で貧血を起こし、それが目眩の原因になっていたのです。

その女性は、それまで通っていた病院では、鉄分の不足と診断され、八カ月も鉄分を補う薬を飲んでいました。幸い転移がなかったために命拾いしましたが、場合によっては、「もっと早く大腸ガンの検査をしていれば」と悔やむことになりかねないケースでした。

一つの治療をしても症状がなくならないときは、治療方法を変える必要があります。一つのクリニックで、いくつかの治療をしたところ、改善は見られないという場合には、別のクリニックや病院に行くことも必要なことです。

6. 医者と仲良くなる

せっかく症状に気づいても、病院へ行かなければ何にもなりません。しかし小さな症状ぐらいでは、なかなか足を運んでいただけないのが実情です。医者は、それだけ近寄りがたく思われているのでしょう。健康診断で異常を指摘される人のうち、病院で再検査するのは二割しかいないという統計もあります。

医者である私がいうのもヘンですが、医者と仲良くして損はありません。人生には好むと好まざるとにかかわらず、さまざまなトラブルが待ちかまえています。弁護士と会計士そして医者――この三者は、人生のトラブルに直面したとき、心強い味方になってくれる職業です。普段から親しくしておこうというのが、私の持論です。

そして、ちょっとした体の変調でも気軽に相談できる「かかりつけ医」をつくりましょう。最近は、昔のような尊大な医者は少なくなりました。医者もサービス業のひとつであるという考え方が広まってきています。医療費に見合うサービスを受ける権利が、患者さんにはあるのです。安心して診察室に入ってきてください。

「悩みは何でも相談してください。お金以外の悩みなら何でも相談に乗りますよ」

そんな冗談のひとつも気軽に言い合える、そんな親密な関係を築きたいというのは、私の願いでもあるのです。

7．忙しいからこそ健康のために時間を割く

「もう少し早く病院へ来てくれていたら……」

私たちがそう思う患者さんは、必ずといっていいほどこういいます。

「気にはなっていたのですが、なんせ仕事が忙しくて」

「病院へ来るヒマがなくて」

その気持ちは、私もよくわかります。たしかに現代人は多忙です。より豊かな暮らし、より楽しい人生を目指し、誰もが忙しく生活しています。その生活に支障がないので、あえて病院へ行こうとはなかなか思えないのです。

しかし、考えてみてください。豊かさや楽しさの追求も健康であればこそです。たしかに検査で病院へ行くことは仕事に差し障るかもしれません。でも、いよいよ本格的な症状が出たら、もっと仕事に差し障ります。より多くの時間を奪われ、場合によっては生活が根本的に破壊されてしまいます。つらい闘病生活、ハードな療法を強いられることになり、とても楽しむどころではありません。経済的負担が大きくなるのはもちろんです。

私はいつも講演で「幸福は健康な家庭にあり」という言葉に、「健康づくりに時間がない人は、いつか病に時間を費やすことになる」という言葉を、付け加えています。

私たちの幸せは健康によって支えられています。食べ物のおいしさ。元気で働いたあとの充実感。スポーツで汗を流す清々しさ。楽しく一日を過ごしたあとの心地よい眠りと翌朝のさわやかな目覚め。そんな幸せも健康だからこそ味わえるものです。

早期発見・早期治療のために支払う時間的な「犠牲」は、豊かな人生を味わうための投資・貯金であると考えたらどうでしょうか。

検査機器がたいへん進歩している

南越谷健身会クリニックの検査機器は、いずれも最先端であるといわれています。医療検査機器は日進月歩であり、大幅なリニューアルを行ない続けています。

最新鋭磁気共鳴断層撮影装置（MR）SIGNA Explorer NewGrade1.5T（ゼネラルエレクトリック製）

磁気共鳴断層撮影装置（MR）は、強い磁石と特殊な電波の力により、頭部領域の小さな疾患、整形外科領域、腹部領域、循環器領域など、人体内部の構造を鮮明に見て診断するための検査機器です。

SIGNA Explorer NewGrade1.5T は、その MR システムのなかでも超伝導磁石（1.5T）を使用した最新鋭のものであり、これまで描出が困難であった病変なども見つけることが可能になり、検査の精度が向上しました。

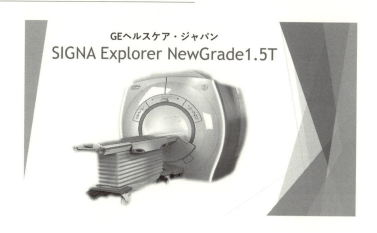

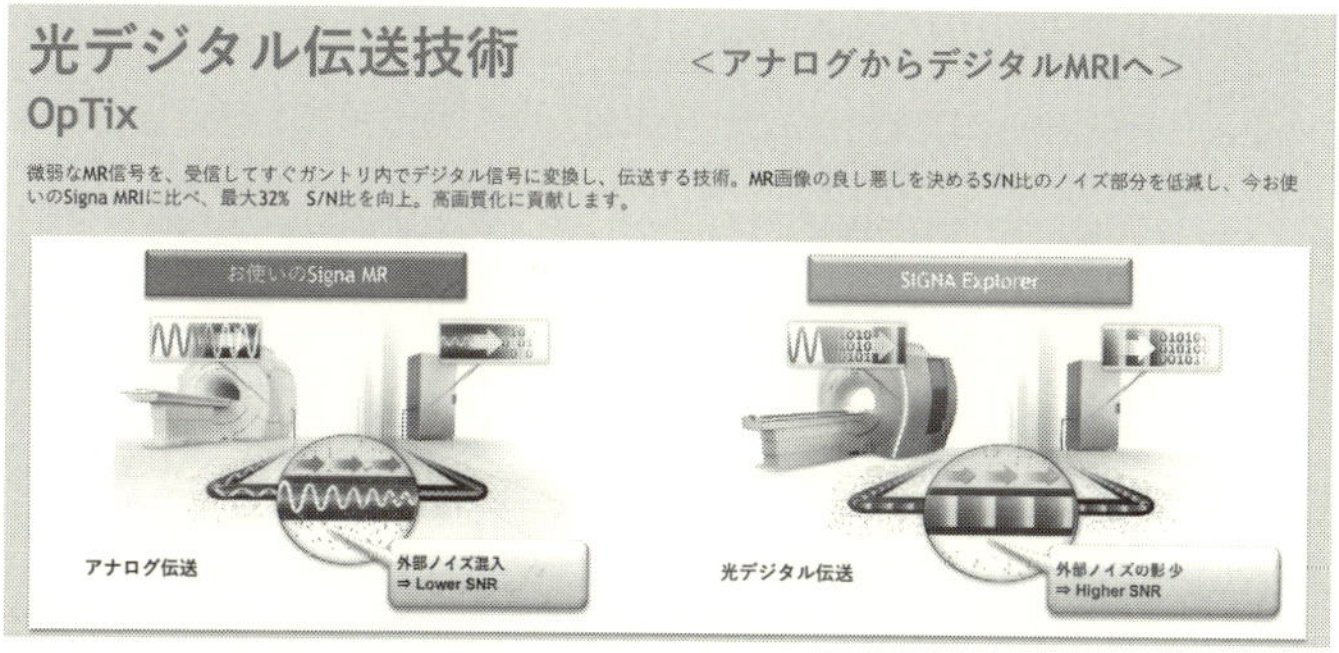

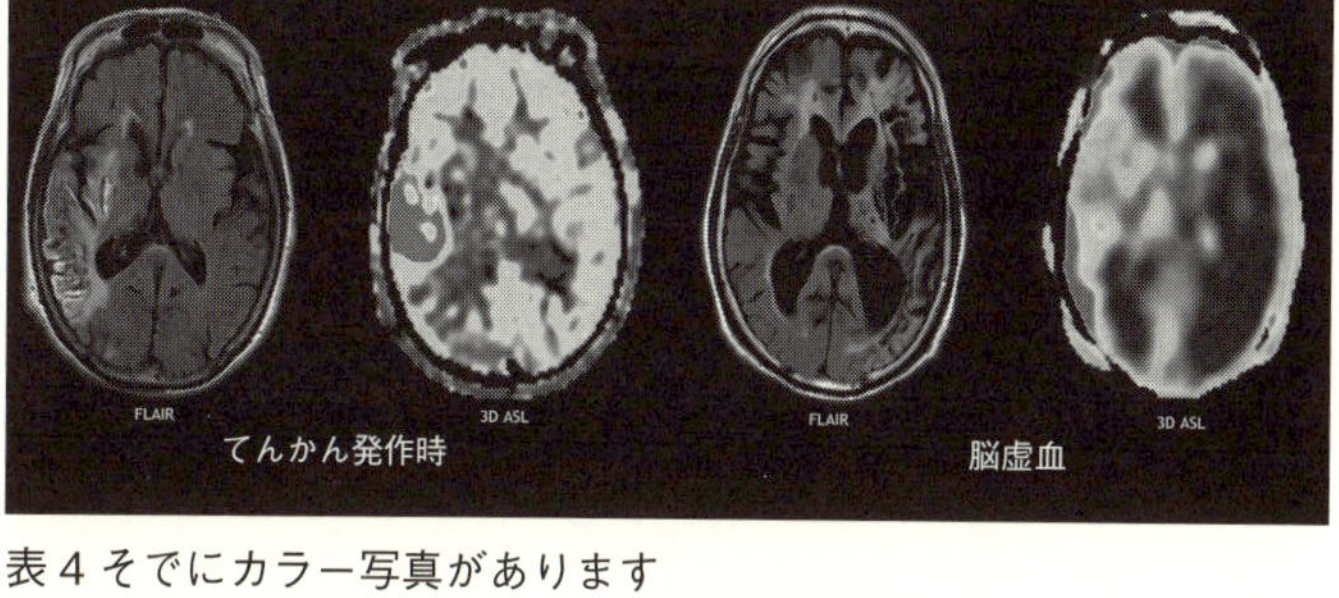

表４そでにカラー写真があります

非造影MRIパフュージョン撮像法で、造影剤を用いることなく、脳動脈灌流画像影（脳の毛細血管系の血流の画像）が得られます。

わずか数分で3DによるWhole Brain（全脳）の映像を得ることができます。

前頁の画像は、「てんかん発作時」と「脳虚血」の画像を比較したものです。左側が従来のもの、右側が本機器です。モノクロではわかりにくいので、表4そでにカラーで掲載しました。見比べてみてください。

CT・MDCT（マルチディテクタCT）

バージョンアップしたCT装置は、MDCT（マルチディテクタ row CT）という検出器を多列化した画像診断装置です。

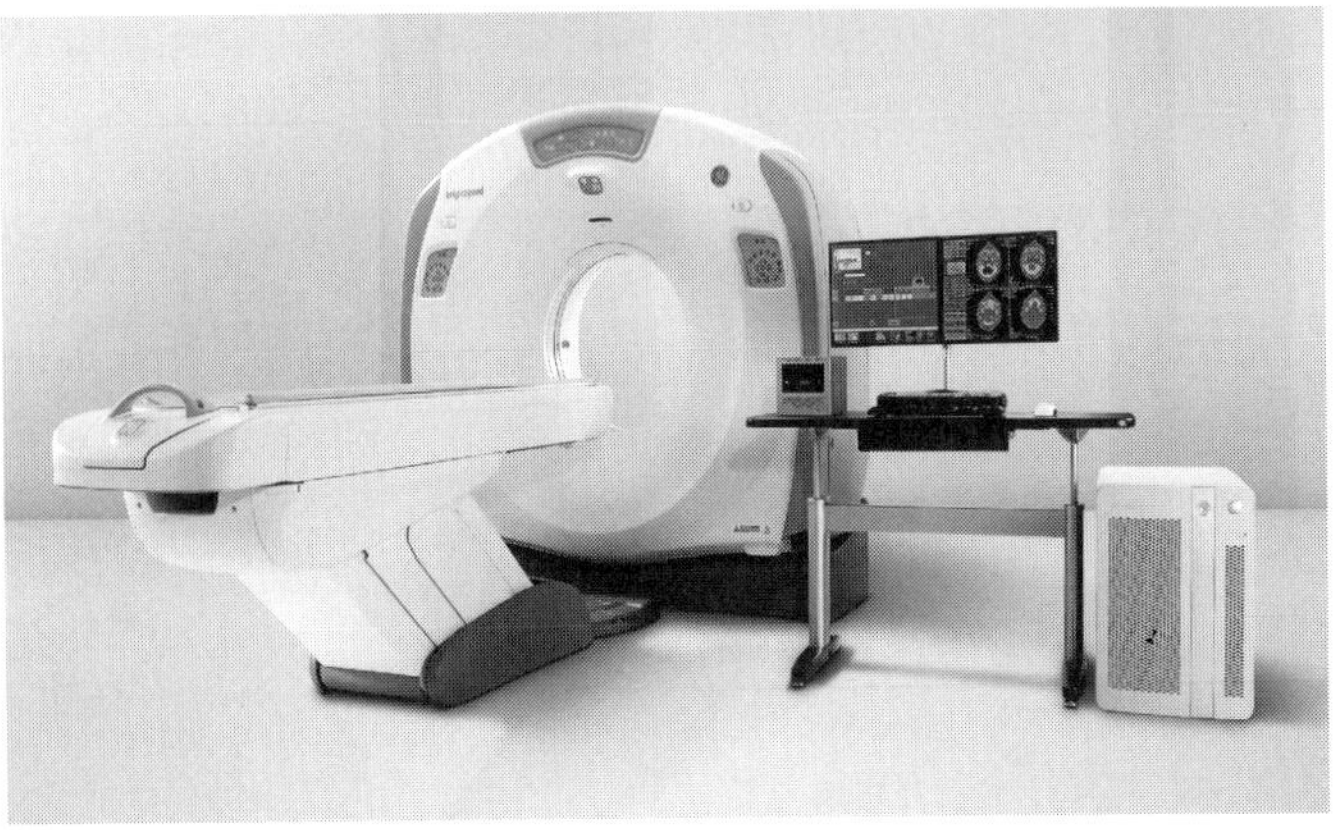

ＣＴは、Ｘ線を利用して人体の横断面（輪切りにした面と表現されています）の画像を得る装置ですが、その最新鋭機であるMDCTは、きわめて細かいデータを短時間で集めることができるばかりか、専用の画像解析コンピュータにデータを送ることにより、３Ｄ画像、任意の断面の極詳細画像を作成することができます。

Ｘ線量が最小限になるように、自動的に線量を決定するので、「被爆」の心配はありません。

マンモグラフィ（乳房画像）装置

近年日本人女性の乳ガンが急速に増えていて、30～64歳の女性ガン患者さんの死亡原因のトップになっています。

そのため、30歳代以降の女性が最も興味を持ち、受けてみたいと思っている検診は、乳ガン検診です。このことの背景

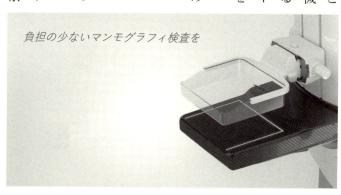

には、乳ガンは早期発見できれば、現在では九割以上が完治するということもあるに違いありません。

マンモグラフィによる検査では、「しこり」として触れない程度のごく早期の乳ガンであっても発見できるため、人気が高まっています。

南越谷健身会クリニックでは、「マンモグラフィ検診精度管理中央委員会」の認定を取得したことで、全国のインターネットで推薦されています。

2017年に発売された最新機の精度は非常に高く、圧迫による疼痛が軽減され、マンモグラフィによる検査がとても楽になりました。

X線骨密度測定装置

早期の全身骨粗鬆症診断を目的として、最新のX線骨密度測定装置プロディジー・アドバンス・シー（PRODIGY Advance-C）を導入しました。

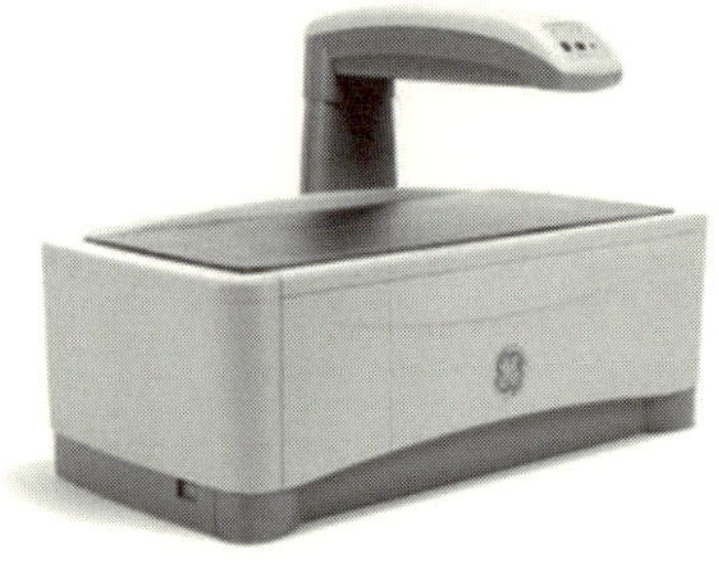

現在、骨粗鬆症のお薬にはじつにさまざまなものがあります。積極的な骨粗鬆症の治療により、動脈硬化の石灰化を改善することができ、「石灰をボーンに覆（くつがえ）す」というタイトルで発表しました。

「骨粗鬆症予防と治療ガイドライン」には、腰椎と大腿骨近位部が、診断に適している観察部位とされています。薬の効き目も、腰椎と大腿骨近位部がとくに顕著にあらわれるとされています。

そのため、プロディジー・アドバンス・シーは、腰椎と大腿骨近位部の骨密度を、とくに重点的に測定できるように設計されています。

DR（デジタル放射線画像）検査

南越谷健身会クリニックのX線透視装置はデ

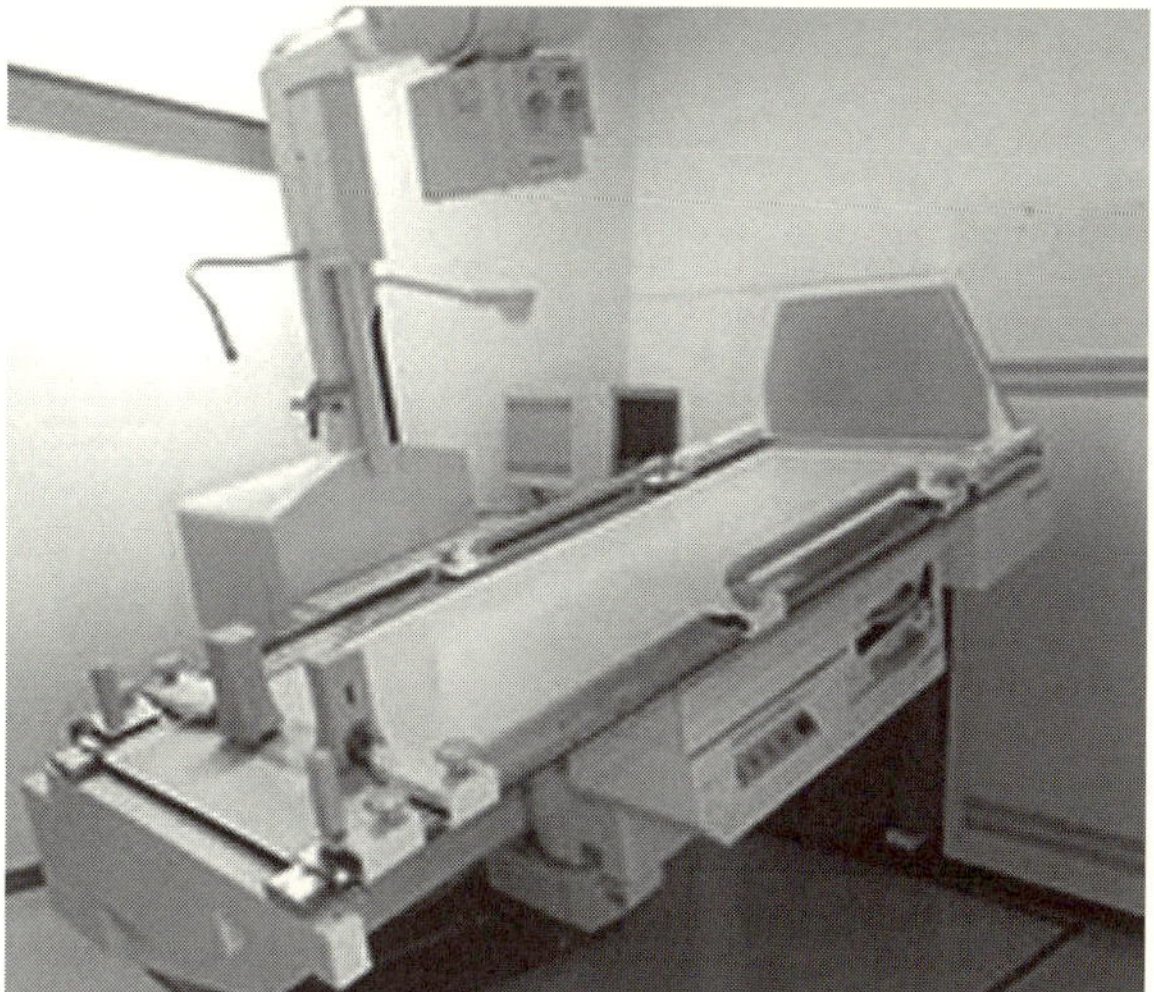

ジタル画像なので、注目部分を拡大するなど、アナログ（フィルムを現像）ではできなかった検査後の画像処理ができ、画像も劣化しません。

消化気管については、おもに食道、胃、十二指腸を調べます。

まず発泡剤という炭酸の顆粒を、少量の水で飲んでいただき、胃を膨らませます。

次に、バリウムを一〇〇～一二〇ml飲んでいただきます。そのあと、バリウムの流れや胃の形、大きさ、粘膜（内側の壁）を観察するために、体位を変換していただきます。このなかには、うつ伏せになって頭が下がるような体勢もあります。これらの体勢をとっていただくことにより、ポリープ、潰瘍、ガンなどを見つけることができます。

腸については、とくに「注腸」と呼ばれる、温かい造影剤を肛門から注入し、腸を通過していくレントゲン量の濃淡を見る検査をします。「注腸」では、前処置が最も大切であり、どのような前処置をするかは、検査予約時に準備表をお渡しします。

デジタル超音波診断装置「Vivid7」

超音波検査は、音の性質（透過と反射）を利用して、人体内部の断層像を得るものです。

ゲル（ゼリー）を塗って探触子をあてるだけなので、無侵襲（検査に伴う痛みがない）で苦痛がなく、各臓器の動き、形状、機能から診断できます。

血管、心臓、乳腺、甲状腺、肝臓、胆のう、すい臓、脾臓、腎臓、膀胱、前立腺、子宮、卵巣などの診断を行います。

とくに七分間で頭から陰部までを一度にみる「全身エコー検査」をおすすめしています。この検査方法は私のところだけです。なぜなら、これを考えたのは私だからです。

デジタル超音波診断装置「Vivid7」は、フルデジタル心臓循環器用超音波診断装置で、コンピュータのスタンダードソフトウエアと超音波固有のソフトウェアが一体となったものです。

生体からの情報は、すべて驚異的な画質で三次元画像化され、保存されま

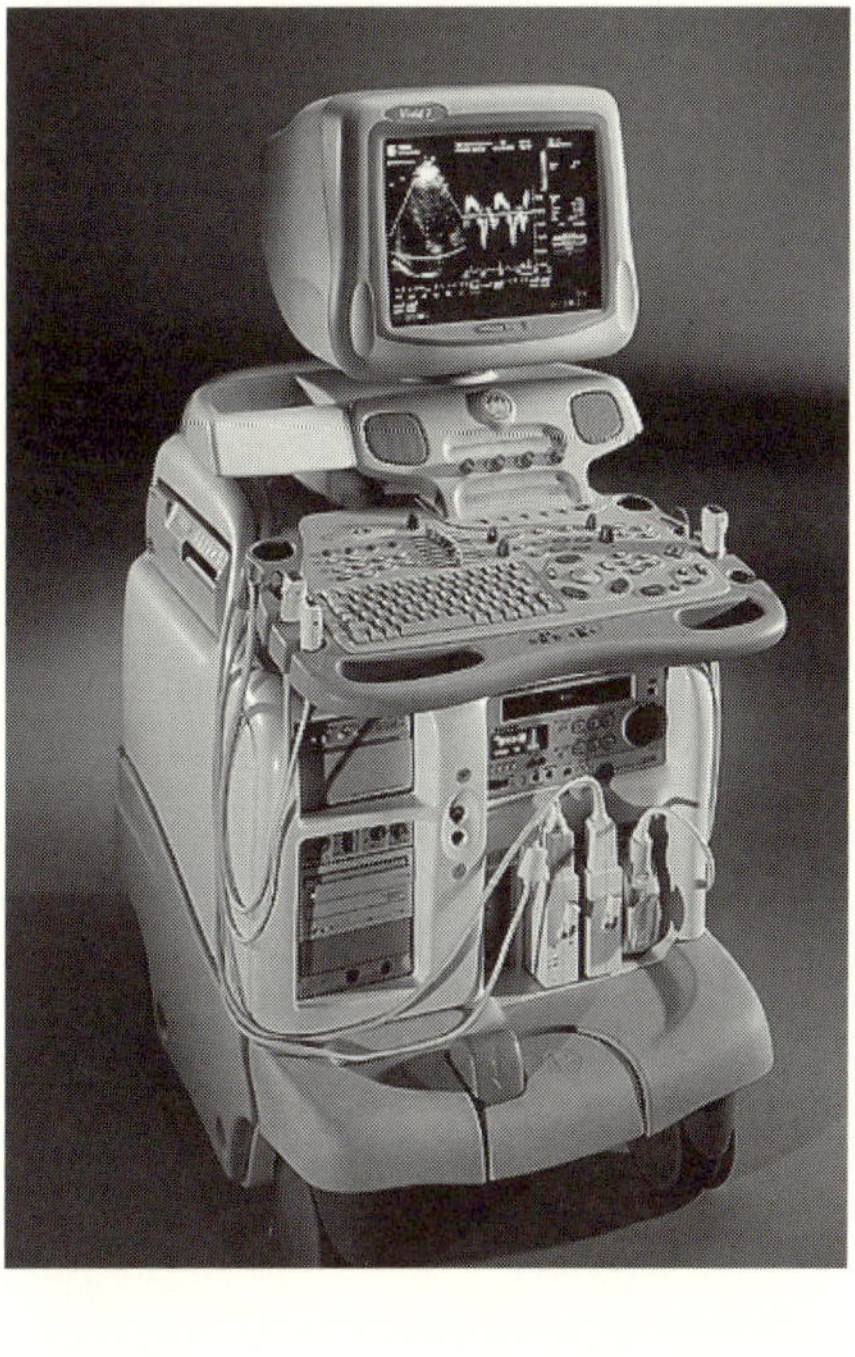

す。保存された三次元画像データは、検査終了後でも画像調整や計測が可能で、迅速な診断をアシストします。

低周波治療器 ES-5000

低周波は身体の深部を広範囲に刺激してくれます。そのことにより、身体の深部への治療が可能になりました。

立体動態波モードをはじめとした六種類の電気刺激モードを搭載していますので、患者様の症状にあった多彩な治療が可能です。

この低周波治療器によって、「長寿ホルモン」であるアディポネクチンを増加させることができます。そのことにより悪玉である大型脂肪細胞を、善玉である小型脂肪細胞に変えてしまうことができます。

デジタル超音波診断装置「LOGIQ S6」

デジタル超音波診断装置「LOGIQ S6」は、フルデジタル汎用超音波診断装置であり、「ロジック・エスシックス」と呼ばれています。

「ロジック・エスシックス」は、中上位機種のサイズでありながら、上位機種の画質と操作性、診断能力を実現しています。そのため、中上位機種で診断後、より高性能の機器で再診断するなどのことがなくなりました。

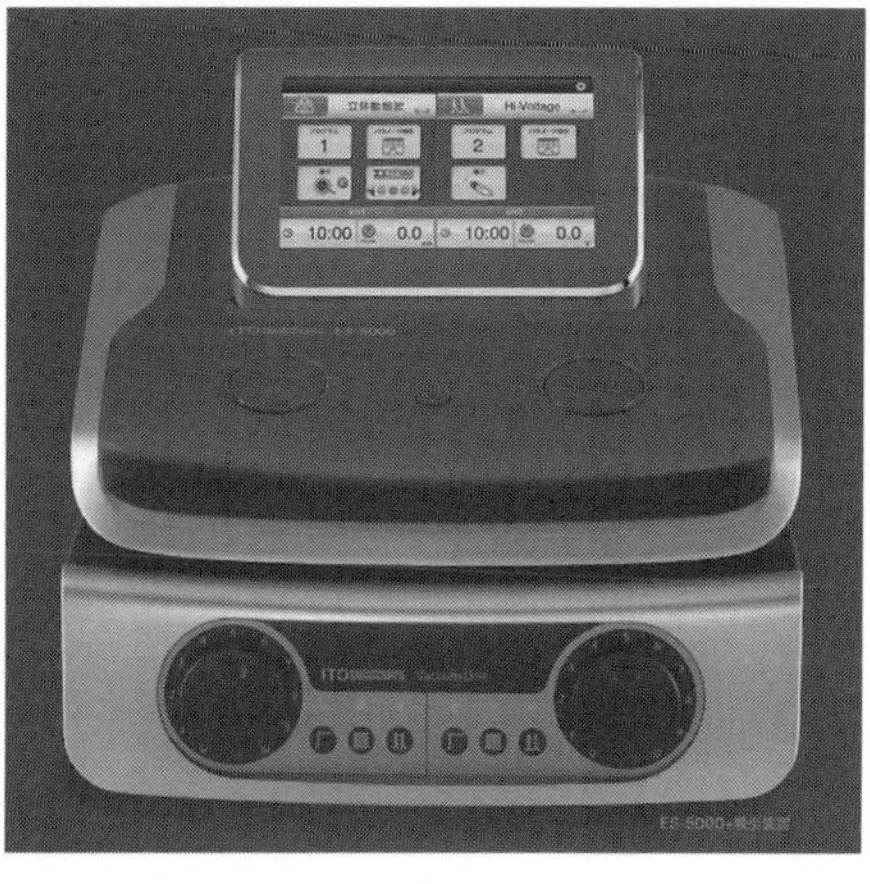

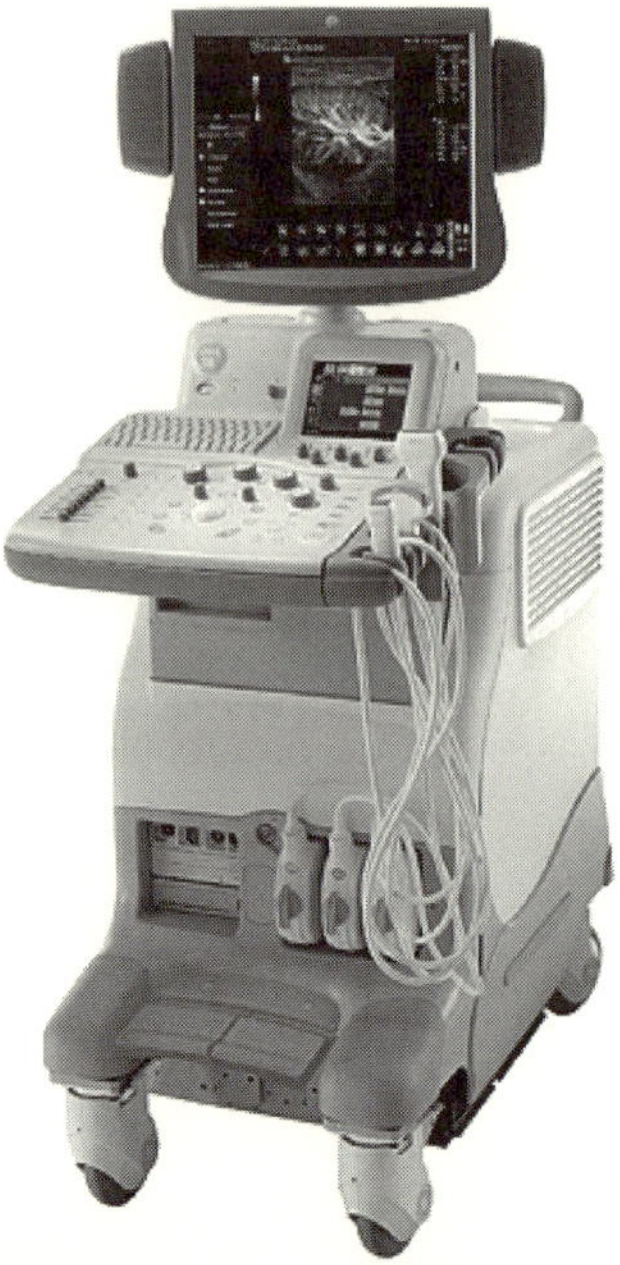

新ソフトウェアー挿入のVivid7

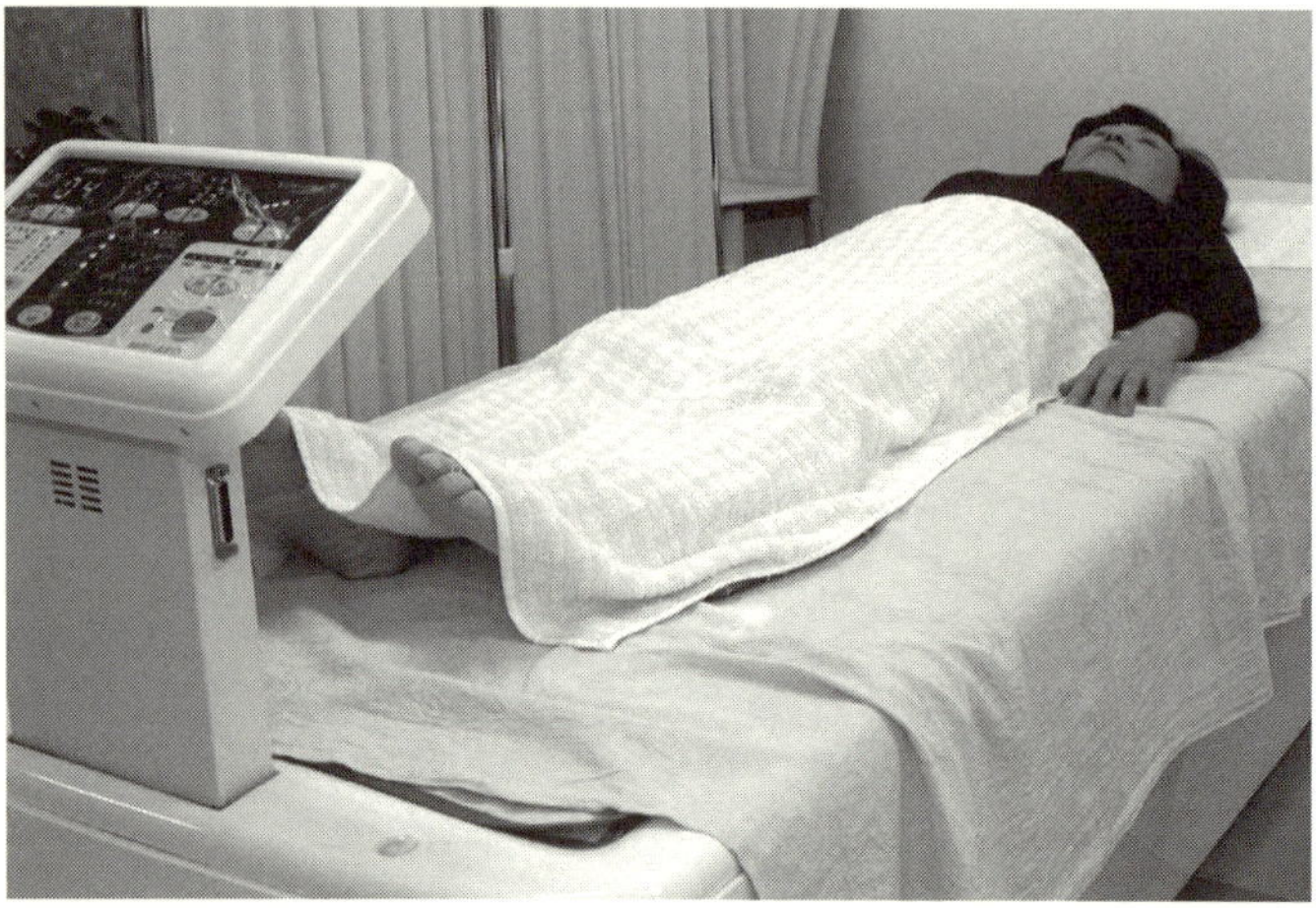

ウォーターベッド

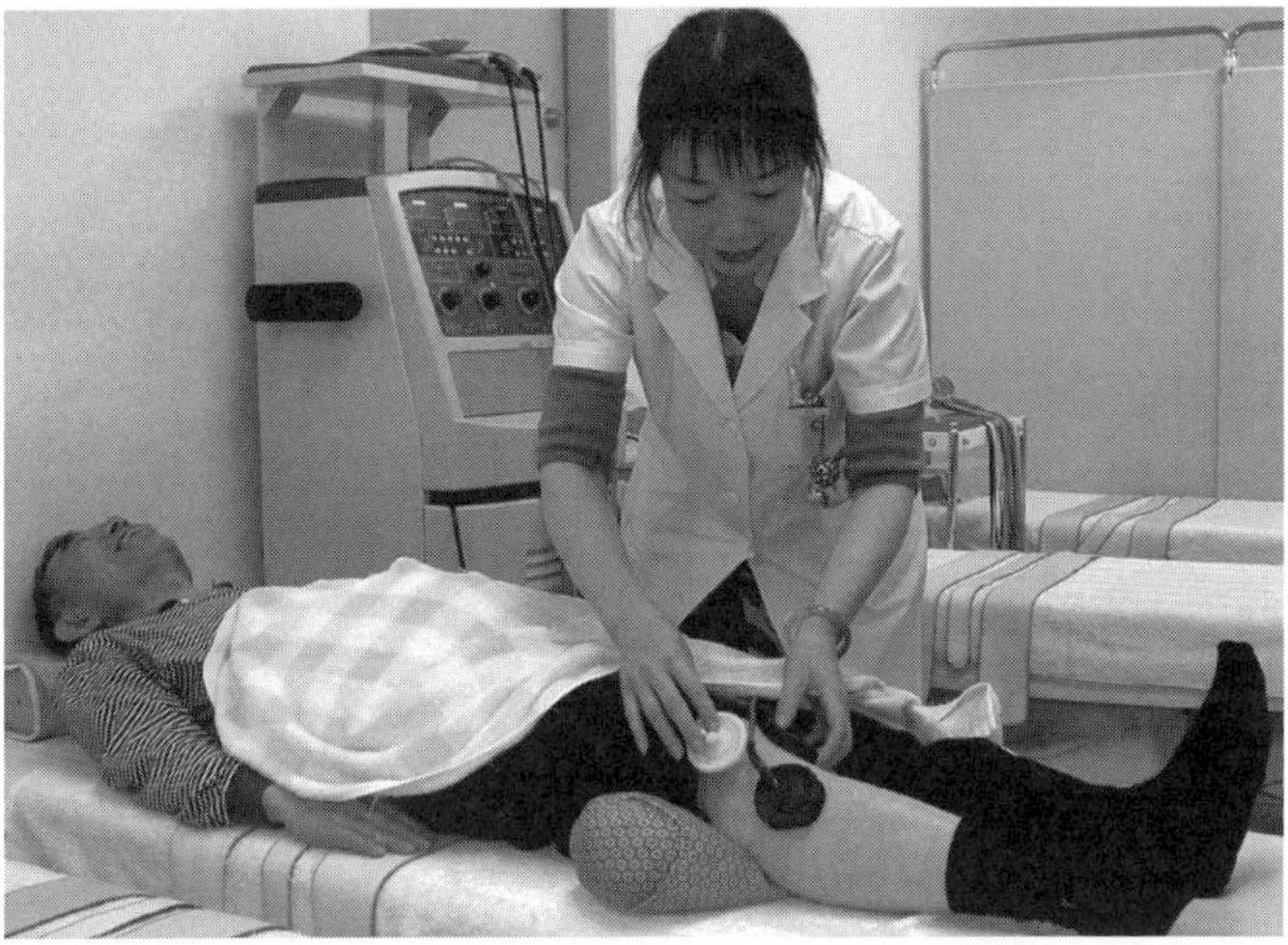

スーパーカイン（干渉低周波）

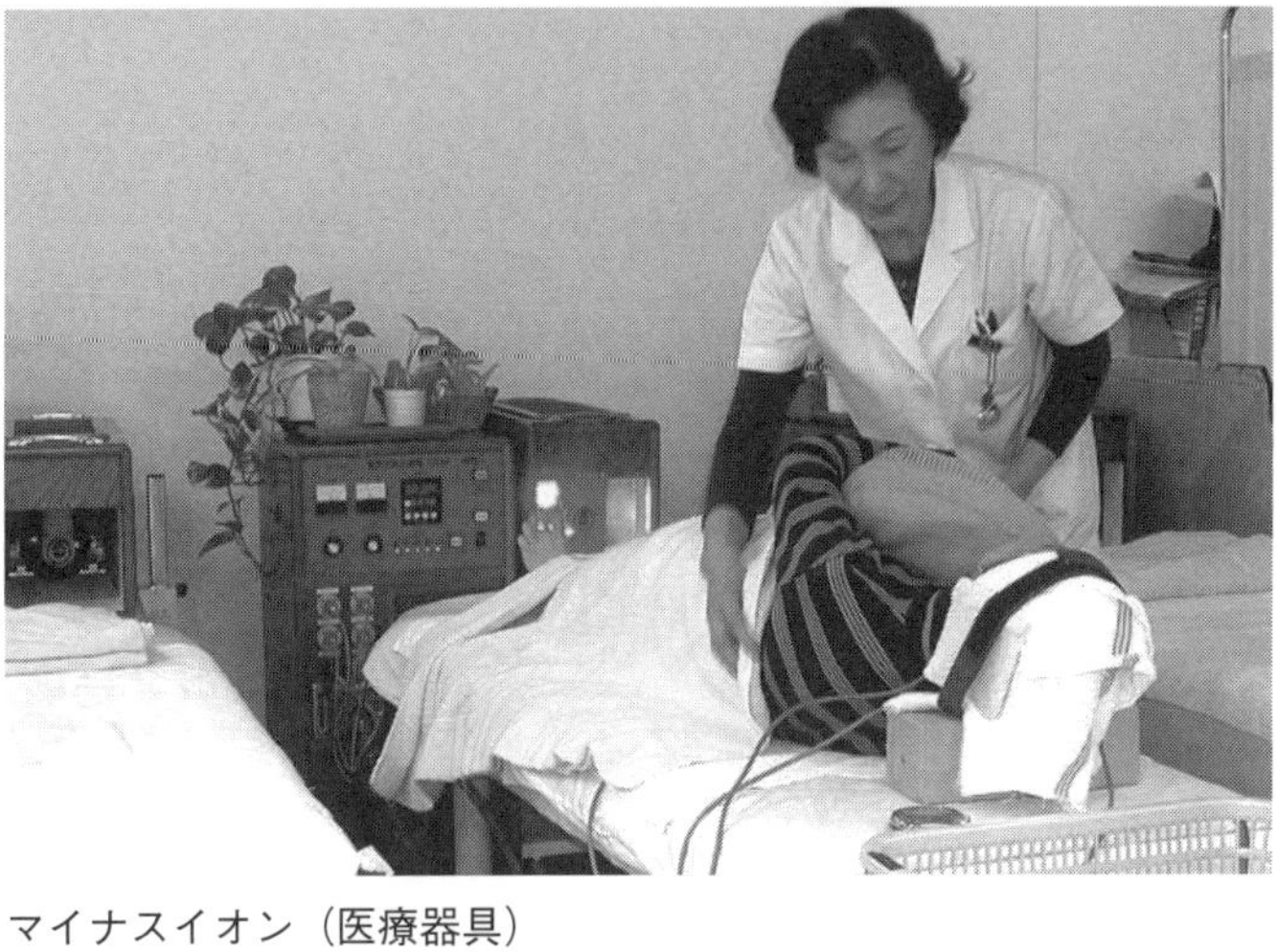

マイナスイオン（医療器具）

これら3点の機材は最先端検査機器ではありませんが、南越谷健身会クリニックに常備されていて、「リハビリとして手軽に利用できる」と好評をいただいております。

9月　16日　ＴＢＳ－ＢＳ「なるほどホームドクター」
その他テレビ埼玉スカパーなど
9月　18日　ＴＢＳ　ＢＳなるほど！ホームドクター
9月　19日　フジテレビＦＮＮスーパーニュース
9月　24日　フジテレビ目ざましテレビ
10月　4日　ＴＢＳテレビ朝ズバッ！
10月8～13日　ＴＢＳラジオ　生島ヒロシのおはよう一直線
11月　12日　ＦＭ ＴＯＫＹＯシナプス
11月　14日　テレビ朝日スーパーＪチャンネル
13年　1月　14日　テレビ東京Ｌ４ＹＯＵ！
1月　15日　フジテレビＦＮＳスーパーニュース
1月　24日　ＮＨＫビギン・ジャパノロジー
2月　23日　ＴＢＳテレビはなまるマーケット
6月3～8日　ＴＢＳラジオ　TBS　ラジオ　生島ヒロシのおはよう一直線
6月　27日　NACK5　monaka
7月　6日　ラジオ関西558ＫＨＺ　兵庫県高齢者放送大学ラジオ講座
9月　8日　テレビ東京　ソロモン流
14年　9月　18日　ＢＳ11　ドクターニッポン！今日の健康ワンポイント
15年　4月　8日　テレビ東京　L4YOU
4月　16日　ＴＢＳテレビ　ごごネタ！
11月　17日　テレビ東京　L4YOU
12月　24日　フジテレビ　とくダネ！
16年　3月　1日　テレビ朝日　林修の今でしょ！講座
4月　30日　ＴＢＳテレビ　サタデープラス
5月　25日　埼玉ケーブルテレビ　JCOMニュース
17年　4月3～7日　ラジオ日本（月～金　11:50～10分間）　健康が知りたい
5月　29日　テレビ東京　主治医が見つかる診療所
8月　2日　レインボータウンFM　壮一部のSmile Smail Smail

周東 寛　テレビ　ラジオ出演（おもなもの）

03年17月　19日　日本テレビ「おもいっきりテレビ」生活環境病
06年　2月　14日　日本テレビ「おもいっきりテレビ」－カラオケで演歌を歌って健康になる－
　　　3月　19日　BS-i（TBS系デジタル）「健康ＤＮＡ」体力と気力
07年　7月　10日　日本テレビ「おもいっきりテレビ」
09年10月　 8日　大阪ラジオ
10年　7月　 4日　フジテレビ「エチカの鏡ｊ一認知症スペシャルー
　　　9月　 5日　フジテレビ「エチカの鏡」
　　　11月　26日　テレビ東京「所さんの学校では教えてくれないそこんトコロ」
　　　12月　13日　テレビ朝日「報道ステーション」
　　　12月　14日　テレビ朝日「やじうまテレビ」
　　　12月　15日　フジテレビ「目ざましテレビ」
11年　1月　14日　フジテレビ「ＦＮＮスーパーニュース」
　　　7月　 2日　テレビ東京「たけしのニッポンのミカタ」
　　　9月　26日　テレビ東京特番「これで10歳若返り」
　　　9月　30日　フジテレビ「ニュース・ジャパン」
　　　10月　 4日　テレビ朝日「やじうまテレビり
　　　10月　 5日　フジテレビ「ＦＮＮスーパーニュース」
　　　10月　13日　ＴＢＳニュースバード、スカバー258ｃｈ ケーブルテレビ156ｃｈ
　　　10月　14日　ＴＢＳニュースバード、地デジ６ｃｈ
　　　11月　20日　ＴＢＳテレビ【週間目健康カレンダー】カラダのキモチ「医師がとびついた健康法」
　　　11月　25日　フジテレビ「ＦＮＮスーパーニュース」
　　　11月　28日　テレビ朝日「モーニングバード」
　　　12月　 2日　テレビ朝日「やじうまテレビ」
　　　12月　 9日　フジテレビ「ニュースジャパンｊ
　　　12月　16日　ＮＨＫ「首都圏ネットワーク」
12年　1月　 4日　ＴＢＳラジオ「大沢悠里のゆうゆうワイド」
　　　3月　22日　ＴＢＳテレビ特番「私の何がイケないの？」

◎著者プロフィール

周東 寛（しゅうとう ひろし）

医学博士。1978 年昭和大学医学部卒。1986 年自らの医療方針を実現するため駅ビル医院「せんげん台」を開院し、1990 年に医療法人健身会を設立して理事長に就任。2003 年には南越谷健身会クリニックを開院し院長に就任。昭和大学医学部兼任講師。獨協医科大学埼玉医療センター非常勤講師。

西洋医学に東洋医学を取り入れ、食事指導、運動指導や最新の検査機器を導入して予防医学にも尽力。2007 年には厚生労働省認定運動施設医療法・42 条施設「健康ひろば」を 2 施設に設ける。また、心身医学療法にも取り組み、認知症予防を含めたトータルヘルスを実施しながら、中高年期の健康づくりにも取り組んでいる。

主な著書に「朝 1 オイルでやせる！健康になる！」（徳間書店）、「病気にならない食事法」（講談社）、「60 歳からはじめる寝たきりにならない超簡単筋力づくり」「楽しく歌うだけで脳がたちまち若返る」「死ぬまで元気で楽しく食べられる・話せる最強の『お口ケア』（コスモ 21）、「これを知れば呼吸器の診断が楽になる」「Dr. 周東の生活環境病」（健身会 / 丸善出版）、「発症予防医学のすすめ」（本の泉社）他多数。医療啓蒙と健康促進のための音楽 CD「カラオケ演歌療法」「カラオケデュエット療法」（ともに周東寛監修 / キングレコード）他多数をリリース。http://shutohiroshi.com/

世界四大文明のエジプト、メソポタミア、インダス文明は滅亡・断絶したが、黄河文明は中国およびアジアの地において連綿と維持され続けている。近年経済成長が著しい中国は、その謎を解き明かすために考古学の発掘に力を入れ、ついに 3 千数百年前に殷王朝が実在したことをつきとめ、その殷王朝を周がたった 1 日で倒し、約 790 年続く周王朝（紀元前 1046 年頃～紀元前 256 年）を打ち立てたことを明らかにした（2013 年 NHK スペシャル。2017 年 12 月 30 日「紂王と太公望～王朝交代古代最大の決戦～」NHK-BS 再放送）。

当時、揚子江流域にも文明があり、周はその揚子江流域の強国をはじめ中国全土の国々と密かに連絡を取り合い、中国全土の 3 分の 2 を味方につけた。そうして、揚子江流域の強国が殷に戦いを挑み、殷の主六部隊が揚子江流域に向かった後、黄河流域の周が殷に攻め入ったため、殷は 1 日にして滅んでしまったのである。

この本の著者・周東寛は、孔子（紀元前 552 年～紀元前 479 年）が「いにしえの聖王」として尊崇した周の文王（紀元前 1152 年～紀元前 1056 年）、朱子学の開祖・宋代の周敦頤（1017 年～ 1073 年）の子孫であり、魯迅（周樹人）（1881 年～ 1936 年）、周恩来（1898 年～ 1976 年）の遠戚である。

肺構造破壊病 vs 健康カラオケ

2018年3月29日　改訂版第1刷発行
著　者　周東　寛
発行者　松澤　和輝
発行所　医学舎
　　　　東京都豊島区千早3-34-5（〒171-0044）
　　　　TEL & FAX 03-3554-0924
発売所　星雲社
　　　　東京都文京区水道1-3-30（〒112-0005）
　　　　TEL 03-3868-3275 FAX 03-3868-6588
印刷・製本所　モリモト印刷

ISBN978-4-434-24490-2　C0077
定価はカバーに表示してあります。